insel taschenbuch 4283
Catrin Cohnen
Das kleine Heilpflanzenbuch

Catrin Cohnen
Das kleine Heilpflanzenbuch

Mit Illustrationen von Diana Lawniczak
In Zusammenarbeit mit der WALA Heilmittel GmbH

Insel Verlag

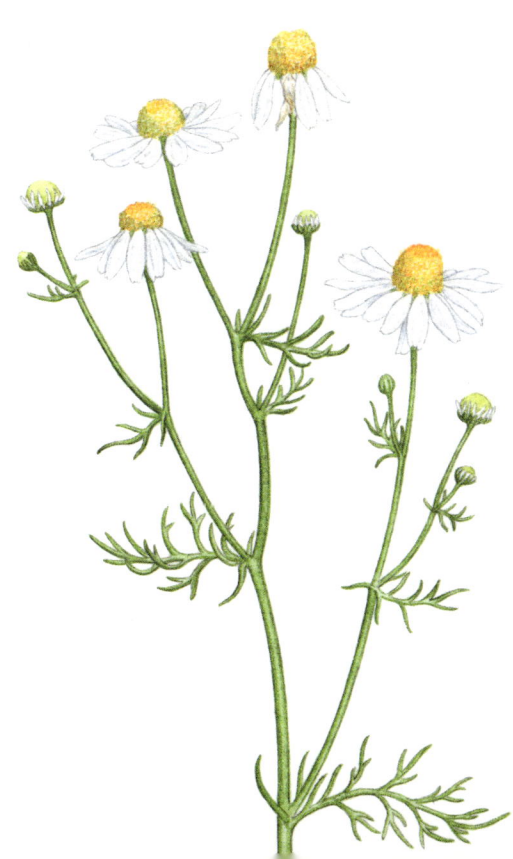

Umschlagabbildung: Diana Lawniczak

Die in diesem Buch aufgeführten Angaben wurden von Autor und Verlag nach bestem Wissen und Gewissen erarbeitet und sorgfältig geprüft. Dennoch können Autor und Verlag keine Gewähr für die Richtigkeit übernehmen. Eine Haftung des Autors, des Verlages oder seiner Beauftragten für Personen-, Sach- oder Vermögensschäden ist ausgeschlossen.

Erste Auflage 2014
insel taschenbuch 4283
Originalausgabe
© Insel Verlag Berlin 2014
Alle Rechte vorbehalten, insbesondere das der Übersetzung, des öffentlichen Vortrags sowie der Übertragung durch Rundfunk und Fernsehen, auch einzelner Teile.
Kein Teil des Werkes darf in irgendeiner Form
(durch Fotografie, Mikrofilm oder andere Verfahren)
ohne schriftliche Genehmigung des Verlages reproduziert oder unter Verwendung elektronischer Systeme verarbeitet, vervielfältigt oder verbreitet werden.
Vertrieb durch den Suhrkamp Taschenbuch Verlag
Umschlag: Anke Rosenlöcher
Satz: Hümmer GmbH, Waldbüttelbrunn
Druck: CPI – Ebner & Spiegel, Ulm
Printed in Germany
ISBN 978-3-458-35983-8

Inhaltsverzeichnis

Vorwort ... 9
Ackerschachtelhalm ... 11 – innere Durchspülung
Arnika ... 17 – Wundenheilung
Arznei-Baldrian ... 21 – beruhigende Wirkung, Schlaf...
Echter Beinwell ... 25 – äußere Wundenheilung
Hängebirke ... 29 – Harndrangerhöhung, Haare...
Blutwurz ... 35
Borretsch ... 39
Kleine Brennnessel ... 43
Stieleiche ... 49
Arznei-Engelwurz ... 53
Gelber Enzian ... 59
Gewöhnliche Fichte ... 63
Weißer Germer ... 67
Gewöhnliche Goldrute ... 71
Himbeere ... 75
Schwarzer Holunder ... 79
Hopfen ... 85
Echtes Johanniskraut ... 91
Echte Kamille ... 97
Große Klette ... 101
Wiesen-Kümmel ... 105
Europäische Lärche ... 109
Echter Lavendel ... 113
Wiesen-Löwenzahn ... 117
Möhre ... 123
Rote Pestwurz ... 127
Pfefferminze ... 131

Garten-Ringelblume ... 135

Garten-Rosmarin ... 141

Gewöhnliche Rosskastanie ... 145

Wiesen-Rotklee ... 149

Sanddorn ... 153

Waldsauerklee ... 159

Wiesen-Schafgarbe ... 163

Schöllkraut ... 169

Schwarzer Senf ... 173

Wildes Stiefmütterchen ... 179

Stockrose ... 183

Tollkirsche ... 187

Heide-Wacholder ... 191

Walderdbeere ... 197

Wegwarte ... 203

Weißdorn ... 207

Wermut ... 213

Zitronenmelisse ... 217

Register ... 221

Vorwort

Pflanzen nicht nur zum Bauen, für Bekleidung und als Nahrungsmittel zu verwenden, sondern mit ihnen auch zu heilen, gehört zu den ältesten kulturellen Fähigkeiten der Menschheit. Die Verwendung von Heilpflanzen lässt sich zurück bis zur Altsteinzeit nachweisen und hat in den letzten Jahren eine regelrechte Renaissance erlebt. Dieses Heilpflanzenbuch beschreibt eine Auswahl von 45 heimischen Pflanzen, die bis heute ihren Platz in der Naturheilkunde haben. Jedes Porträt beschäftigt sich dabei mit den zahlreichen Facetten einer Pflanze: den biologischen und heilkräftigen, dazu mit den Geschichten, die die Menschen mit den Pflanzen verbinden.

Unter der Überschrift »Die Pflanze anders betrachtet« geht es um eine Besonderheit: darum, wie sich allein aus der Anschauung die Heilwirkung einer Pflanze erkennen lassen soll. Die Wirkungsweise über Analysen der Inhaltsstoffe zu ermitteln ist eine sehr junge Weise, sich der Pflanze zu nähern. Die früheren Kulturen fanden ihre medizinischen Helfer allein aus ihrer Erfahrung und über die so genannte Signatur heraus. Sie notierten zum Beispiel Form, Farbe, Geruch, Geschmack, Standort und Wachstumsphasen einer Pflanze und ordneten sie den Erscheinungen anderer Lebewesen zu. Denn laut Signaturenlehre, die viele Kulturen betrieben, stehen alle Phänomene und Bewohner der Erde und des Kosmos miteinander in Beziehung. Die anthroposophische Medizin erweitert diese Betrachtungsweise. Sie setzt die auf den Kopf gestellte Pflanze in Bezug zum Menschen, der sich nach ihrer Anschauung mit drei Funktionsordnungen beschreiben lässt. Dem kühlen Nerven-Sinnes-System ist die Wurzel zugeordnet, dem warmen Stoffwechsel-Gliedmaßen-System die Blüte und dem zwischen diesen beiden Systemen vermittelnden Rhythmischen System, zu dem Herz und Lunge gehören, die Blätter.

Die Illustrationen von Diana Lawniczak zeigen, was Worte nie umfassend beschreiben können. Ihre Aquarelle machen oft nicht wahrgenommene Details sichtbar: Sie arbeitet mit einem Binokular, mit dessen Hilfe sie die Pflanzen vergrößert sieht.

Es lohnt sich, mit offenem Blick über Wiesen und selbst durch Städte zu laufen und zu entdecken, wie viele Heilpflanzen uns umgeben. Folgen Sie dabei bitte nicht dem Beispiel, Pflanzen gleich sorglos zu zerreiben und unter die Nase zu halten. Die Bläschen, die die Autorin nach einem solchen Spaziergang am nächsten Tag um die Nase entdeckte, waren das Resultat einer fotosensibilisierenden Reaktion auf die Inhaltsstoffe des Riesen-Bärenklaus (Heracleum mantegazzianum). Lesen Sie deshalb erst einmal nach, mit wem Sie es zu tun haben. Wenden Sie Heilpflanzen nur an, wenn Sie sie sicher identifizieren können, und nur, um leichtere Beschwerden damit zu behandeln. Einen Besuch beim Arzt oder Heilpraktiker kann und möchte dieses Buch nicht ersetzen.

In diesem Sinne wünschen wir Ihnen viele Spaziergänge voller Entdeckungen.

Catrin Cohnen, Bad Boll, Deutschland
Diana Lawniczak, Steffisburg, Schweiz

Ackerschachtelhalm

Synonyme: Acker-Zinnkraut, Fegekraut, Katzenwedel, Pfannebutzer, Pferdeschwanz, Schachtelhalm, Schaftheu, Scheuerkraut, Zinnkraut
Wissenschaftlicher Name: Equisetum arvense L.
Familie: Equisetaceae (Schachtelhalmgewächse)
Heimat: gemäßigte Zonen der nördlichen Erdhalbkugel
Inhaltsstoffe: bis zu 10 % Kieselsäure, Kaliumsalze, Flavonoide, Kaffeesäurederivate

Beschreibung

Er sieht so filigran aus und fühlt sich dennoch kratzig an. Er ist so hart, dass die Menschen früher Zinn mit ihm putzten, und dabei so spröde, dass er leicht bricht: Der Ackerschachtelhalm gehört zu den urtümlichsten Pflanzen und bildete vor etwa 350 Millionen Jahren, im Erdzeitalter des Karbons, zusammen mit Farnen und Bärlapp riesige Wälder. Wurden die Schachtelhalme im Karbon 30 Meter hoch, ist der heutige Ackerschachtelhalm ein bescheidener, 30 bis 40 Zentimeter Höhe messender Bewohner von feuchtem und lehmigem Ackerland, von Wiesenrändern, Ödland und Böschungen. Von dem gerillten Hauptstängel gehen in Büscheln stehende kantige Seitentriebe ab, die an Kiefernnadeln erinnern. Stängel und Seitentriebe sind in mehrere, durch Knoten getrennte Segmente unterteilt, die wie ineinandergesteckt aussehen. Die Knoten sind von stark reduzierten, fein gezähnten Blättern umfasst, die sich wie Manschetten an den Stängel anschmiegen. An ihnen lassen sich die Stängel leicht brechen. Diese wiederum wachsen zum großen Teil unterirdisch, wo sie sich waagerecht weit verzweigen. Die Wurzeln selber sind unscheinbar. Im Winter zieht sich der Schachtelhalm kom-

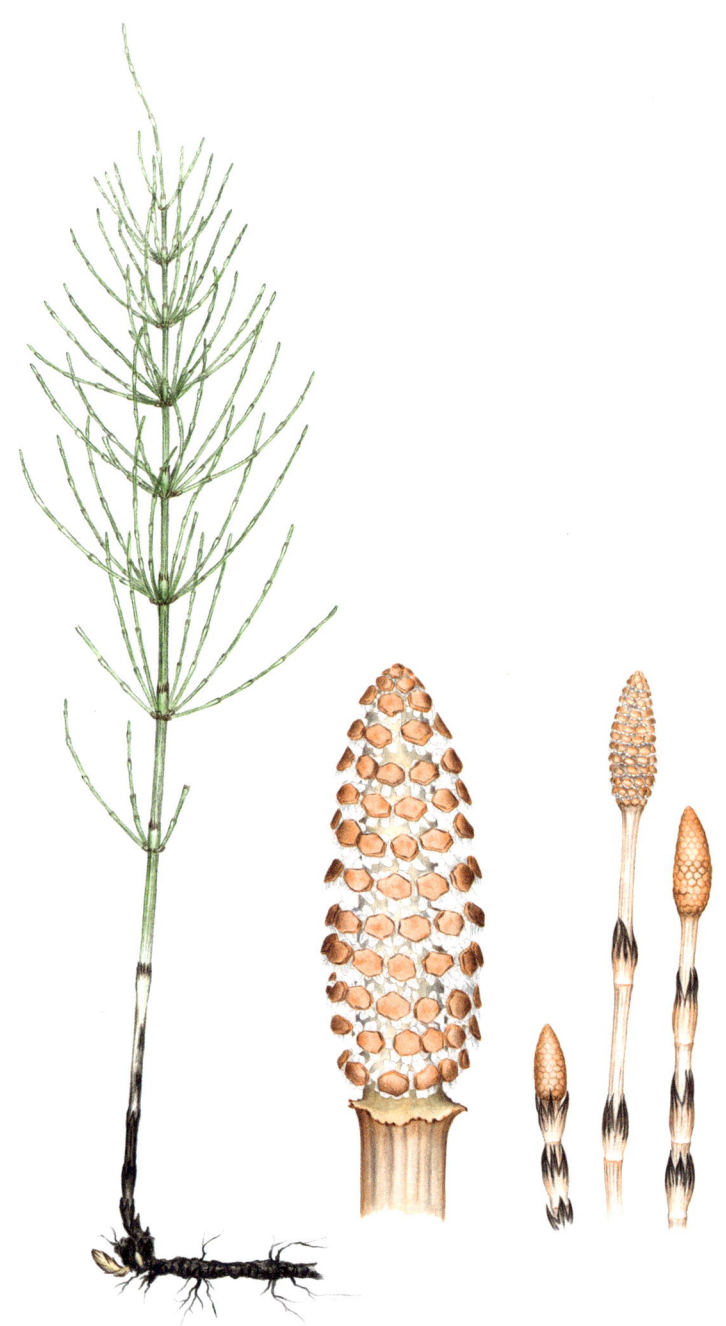

plett in seine unterirdischen Teile zurück. Die zu den Sporengewächsen gehörende Pflanze entwickelt keine Blüten, sondern Sporenähren, die im zeitigen Frühjahr auf bräunlichen separaten Stängeln als Erste aus der Erde wachsen. Erst einige Wochen später folgen die verzweigten, sterilen grünen Anteile.

Verwendung
Schachtelhalm fördert die Wasserausscheidung, ohne dabei verstärkt Natrium- und Kaliumionen mit auszuspülen, und spielt deshalb eine wichtige Rolle bei Durchspültherapien, zum Beispiel zur Blutreinigung oder bei Katarrhen der Niere und der ableitenden Harnwege. Er hilft bei rheumatischen Beschwerden und stoffwechselbedingt angeschwollenen Beinen. Durch seinen hohen Gehalt an wasserlöslicher Kieselsäure besitzt Schachtelhalm eine zusammenziehende, aufbauende Kraft auf das Bindegewebe. Äußerlich angewendete Schachtelhalmzubereitungen regen den Hautstoffwechsel an und wirken festigend, stärkend und reinigend auf das Bindegewebe. Dies ist bei schlaffem Gewebe, schlecht durchbluteter, unreiner Haut und brüchigen Haaren und Nägeln besonders wichtig. Schachtelhalmbäder leisten gute Dienste bei Durchblutungsstörungen, Schwellungen, Frostbeulen und schlecht heilenden Wunden.

Wissenswertes
Der wissenschaftliche Name *Equisetum* setzt sich aus lateinisch *equus* = Pferd und *saeta* = Tierhaar zusammen und beschreibt die steifen Stängel des Schachtelhalms. Der Zusatz *arvense* leitet sich vom lateinischen *arva* = Ackerland ab. Der deutsche Name Schachtelhalm bezieht sich auf die

wie ineinandergeschachtelt aussehenden Stängelabschnitte.

Die gewaltigen Wälder des Schachtelhalm-Urahns im Karbon haben sich in den Jahrmillionen zu Steinkohle gewandelt und machen heute unsere Steinkohlevorkommen aus.

Berühmtheit erlangte der Schachtelhalm wegen seiner blutstillenden Wirkung. Der römische Gelehrte Plinius der Ältere (23-79) behauptete, es genüge bereits, den Schachtelhalm in der Hand zu halten, um eine Blutung zu stillen. Sebastian Kneipp (1821-1897) machte den zwischenzeitlich in Vergessenheit geratenen Schachtelhalm wieder bekannt und setzte ihn zur Wundheilung, gegen Rheuma und Gicht ein.

Im konventionellen Ackerbau gilt der Ackerschachtelhalm als Unkraut, das die Landwirte mit Herbiziden bekämpfen, wenn er sich zu sehr ausbreitet. Dabei nehmen seine Bestände nur überhand, wenn der Boden durch schwere Maschinen oder zu wenig Bodenpflege verdichtet ist. Biologisch-dynamisch arbeitende Gärtner hingegen schätzen den Ackerschachtelhalm. Sie bereiten aus ihm wässrige Auszüge, mit denen sie ihre Kulturen behandeln. Die Kieselsäure festigt die Blattoberfläche und schützt so zum Beispiel vor Mehltau.

Ackerschachtelhalm lässt sich nicht nur medizinisch und für die Körperpflege verwenden: Die im Frühjahr als erster Vorbote des Schachtelhalms sprießenden Sporenähren sind essbar. Aus ihnen lassen sich Suppen kochen, Salate, Omelettes und Aufläufe zubereiten. Allerdings sollte man ihn beim Sammeln genau von dem stark giftigen verwandten Sumpfschachtelhalm (Equisetum palustre) unterscheiden können.

Mit den grünen Schachtelhalmpflanzen lassen sich Wolle und

Eier gelbgrün färben. Die Kieselsäure der sterilen Sprosse macht die Oberfläche des Schachtelhalms so hart, dass man mit ihm diverse Oberflächen aufpolieren kann: Zinn, Aluminium und Kupfer werden blank; Kunstschreiner und Instrumentenbauer polieren feine Hölzer mit diesem Naturschmirgelpapier.

Ackerschachtelhalm anders betrachtet
Die Asche von verbranntem Schachtelhalm enthält bis zu 67 Prozent Kieselsäure, die oxidierte Form von Silizium, und bleibt wie ein Abdruck nach dem Verbrennen in Form der Pflanze liegen. Kieselsäure ist Hauptbestandteil vieler Mineralien, zum Beispiel von Bergkristall, Amethyst oder Rosenquarz, und ist als Glas wohl am bekanntesten. Kieselsäure ist Strukturgeber und hat einen starken Bezug zum Licht. Schachtelhalm wird dadurch zur Lichtpflanze und durch das sie durchziehende Luftkanalsystem gleichzeitig zur Luftpflanze. Zusätzlich steht er in enger Verbindung zum Element Wasser, das er mit seinen weitverzweigten Wurzeln aufnimmt und als Zeigerpflanze für Staunässe sichtbar macht. Schachtelhalm verleiht dem Wasser Struktur und kann diese Fähigkeit als Heilpflanze weitergeben. Indem er den Wasserhaushalt im Menschen reguliert und die Nierenfunktion anregt, verstärkt er Ausscheidung und Reinigung und entlastet damit die Gelenke, das Bindegewebe und die Haut.

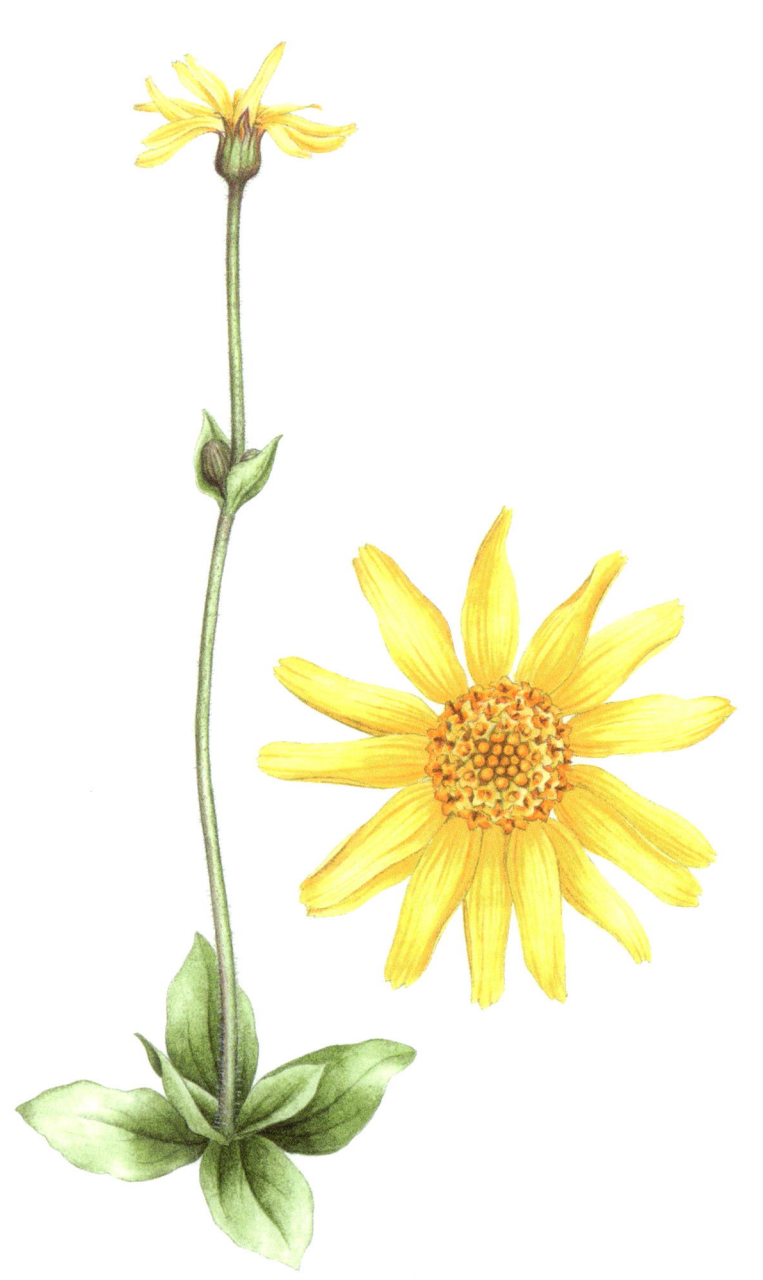

Arnika

Synonyme: Bergwohlverleih, Fallkraut, Gemsblume, Johannisblume, Konnesblume, Kraftwurz, Mitterwurz, Ochsenwurz, Stichkraut, Wolfsblume
Wissenschaftlicher Name: Arnica montana L.
Familie: Asteraceae (Korbblütengewächse)
Heimat: in den Gebirgslagen Mitteleuropas, bis Südnorwegen und Litauen, im Osten bis Südrussland
Inhaltsstoffe: ätherisches Öl, Flavonoide, Cholin, Procyanide, Bitterstoffe, Sesquiterpenlactone

Beschreibung

Wer Arnika in der Natur finden möchte, muss hoch hinauf: Auf nicht oder nur wenig gedüngten Bergwiesen und in Heidekrautbeständen der Bergwelt ist sie zu Hause und reckt dort von Juni bis in den August ihre leuchtend gelben, ein wenig zerzaust wirkenden Blütenköpfe in die Luft. Wie bei allen Korbblütengewächsen bestehen diese aus vielen kleinen Einzelblütchen: kleinsten Röhren in der Mitte, die umkränzt sind von größeren Röhren mit einem langen, nach außen ragenden Blatt; das, was wir als Strahl der Blüte erkennen. Charakteristisches Zeichen für die Arnika ist, dass dieses Strahlblatt außen drei Zähnchen besitzt. Die Blüten sitzen auf bis zu 50 Zentimeter hohen robusten Stängeln, die einer Blattrosette entspringen. Die ganze Pflanze ist mehrjährig und überdauert die strengen Bergwinter, indem sie die Kraft in ihren Wurzelstock zurückzieht.

Verwendung
Arnika wirkt wundheilend, desinfizierend und entzündungshemmend. Sie hilft, das Gewebe zu regenerieren, und eignet sich zur Behandlung aller Verletzungen, die durch Stoß, Fall, Stich und Schnitt entstanden sind. Darauf beziehen sich auch viele ihrer Volksnamen. Bei Blutergüssen, Zerrungen von Muskeln und Sehnen, Faserrissen, Prellungen und Quetschungen wirkt sie entstauend und schmerzlindernd. Arnika entspannt das Gewebe und macht es geschmeidig, damit ist sie bei der Vorbeugung und Behandlung von Muskelkater nicht zu ersetzen. Arnikasalbe ist zur Venenpflege und zur Behandlung von entzündeten Venen wichtig. Bei Entzündungen im Mund und Rachen regen Spülungen mit Arnika die Durchblutung an und steigern die Abwehrkräfte der Schleimhäute.

Wissenswertes
Über den Ursprung des Namens Arnika herrscht Uneinigkeit. Die einen meinen, er leite sich vom griechischen *arnakis* = Lammpelz ab und beziehe sich auf die weichhaarige Blütenhülle. Andere sehen darin die Verkürzung des Wortes *ptarmike* vom griechischen *ptarmos* = niesen. Der griechische Arzt Dioskurides (1. Jh. n. Chr.) soll niesreizverursachende Korbblütler so bezeichnet haben. Als dritte Variante ist die Bezeichnung *arnich* im Rennen, die Matthaeus Silvaticus (1285-1342) in seinem unter dem Titel »Pandekten« (Opus pandectarum Medicinae) bekannt gewordenen medizinisch-botanischen Werk verwendete. Merkwürdigerweise lässt sich nicht herausfinden, woher er diesen Namen hatte.
Arnika wird auch Wolfsblume genannt, weil sie das wilde Wesen des Wolfes in sich trägt. Aus ihren Blüten blitzt die

eingefangene Bergsonne und erinnert an die gelben Augen eines Wolfes. Im Mythos streift der Kornwolf im September durch das Getreide. Als mythologische Figur symbolisierte er in heidnischen Zeiten die Kraft des Feldes, den Geist des Kornes, und gab die Energie zum Reifen. Sobald er das Feld verließ, verdorrte das Korn. Deshalb steckten die Bauern Arnika um ihre Äcker, als Wolfspflanze konnte sie den Kornwolf daran hindern, das Feld zu verlassen. Sobald das letzte Korn geschnitten war, entwischte er und schlüpfte in die letzte Garbe. Reich geschmückt trugen die Bauersleute diese Garbe unter großem Jubel ins Dorf.

Arnika anders betrachtet

Geradezu sprunghaft scheint die Arnika ihr Auge im Sommer zu öffnen: Unvermittelt wächst aus der gestauten, eng an den Boden gepressten, blütenähnlichen Blattrosette der von der Blüte gekrönte Stängel. Arnika entfaltet sich ganz in der Blüte, hält sich nicht auf mit üppigem Blätterwerk. Sie lebt so in der Polarität von Wurzel und Blüte, der das verbindende rhythmische Element der Blätter zu fehlen scheint. Gerade dadurch regt sie im Menschen das rhythmische System an, das ausgleichend auf den gesamten Organismus wirkt. Eine äußere Verletzung hat viel mit Unausgeglichenheiten des menschlichen Organismus zu tun, und so ist verständlich, dass hier Arnika durch ihre ausgleichende Kraft den Heilungsprozess anregt. Der sich im Sonnenhaften und in der wundersamen Ordnung der zu einer Blüte verbundenen vielen Blütchen ausdrückende Formungscharakter hilft zudem direkt dem geschädigten, aus der Form geratenen Gewebe.

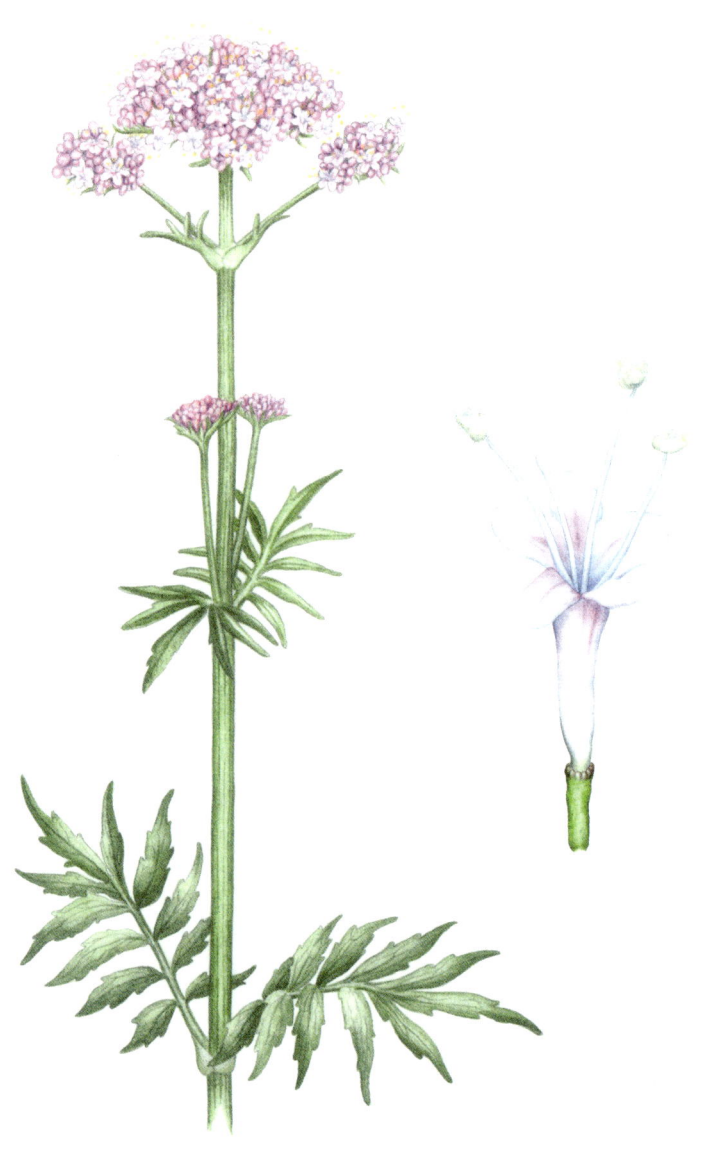

Arznei-Baldrian

Synonyme: Balderbrackenwurzel, Dammarg, Dreifuß, Katzenkraut, Menten, Mondwurzel, Stinkwurz, Waldspeik
Wissenschaftlicher Name: Valeriana officinalis L.
Familie: Valerianaceae (Baldriangewächse)
Heimat: Europa, Asien
Inhaltsstoffe: Wurzel: ätherisches Öl, unter anderem aus Mono- und Sesquiterpenen, Iridoide, Lignane, Flavonoide, Alkaloide

Beschreibung

Baldrian kennen sicherlich viele als beruhigende Heilpflanze. In der Natur bevorzugt die mehrjährige Staude feuchte Plätze. Bereits im April beginnen die ersten Rosetten gefiederter, kräftiger Blätter zu sprießen. Aus ihrer Mitte wachsen im Mai stattliche, bis zu 1,50 Meter hohe Pflanzen mit gefiederten Blättern, auf deren kantigen hohlen Stängeln sich von Juni bis August die Blütenstände in so genannten Trugdolden bilden: vielen kleinen, auf Stängeln thronenden Einzelblüten, die dicht nebeneinander in einer Ebene wachsen. Bemerkenswert ist das Farbenspiel: Während die Knospen zart rosafarben wirken, sind die geöffneten Blüten weiß oder bewahren sich einen Hauch Rosa. Der Wurzelstock besteht aus einem daumendicken Hauptrhizom, von dem unzählige lange, dünne Wurzeln abzweigen, die an der ausgegrabenen Wurzel wie ein langer Bart oder Haarschopf wirken.

Verwendung

Für eine arzneiliche Verwendung gräbt man im September die Wurzel des Baldrians aus, wäscht sie und lässt sie meistens trocknen. Dabei entwickelt sich der charakteristische

Baldriangeruch. Doch nicht dieser Duft ist die Grundlage der beruhigenden Wirkung. Vielmehr ist Baldrian ein gutes Beispiel dafür, dass die Gesamtheit einer Pflanze ihren Effekt ausmacht und nicht ein isolierter Stoff. So lässt sich die Baldrianwirkung nicht an einem bestimmten Inhaltsstoff festmachen.

Seine beruhigende Wirkung übt Baldrian bei Unruhezuständen und nervös bedingten Einschlafstörungen aus. Das Angenehme: Tagsüber eingenommen, ermüdet Baldrian nicht. Ganz im Gegenteil fühlen sich viele Patienten nach der Einnahme entspannt und dadurch sogar erfrischt. Zur Nacht eingenommen, lässt er einen wohltuenden Schlaf zu, aus dem man munter erwacht, anstatt nachhängend müde zu sein, wie das nach Einnahme von Benzodiazepinen als Schlafmittel der Fall sein kann. Neben der innerlichen Anwendung empfehlen sich Bäder mit Baldrian, die beruhigend und entspannend wirken, auch auf die Muskulatur. Eines sollte man allerdings bei der Einnahme von Baldrian beachten: Die Wirkung tritt möglicherweise erst nach mehrtägiger Verwendung ein.

Wissenswertes

Woher die wissenschaftliche Bezeichnung *Valeriana* stammt, darüber gibt es bis heute nur Spekulationen. Nach einer Vermutung weist der Name auf Valeria in Pannonien hin, einer 10 n. Chr. gegründeten Provinz des Römischen Reiches, die sich zur Hälfte über das Gebiet des heutigen Österreich und zur Hälfte über das westliche Ungarn erstreckte. Möglicherweise stammt Baldrian aus dieser Gegend oder kam dort zumindest sehr häufig vor. Der Name könnte aber auch dem Glauben Rechnung tragen, dass die Baldrianwurzel mit ih-

rem starken Geruch Teufel, Hexen und Dämonen abwehren sollte. Denn im Mittelhochdeutschen war das Wort *valant* die Bezeichnung für Teufel. Manche Autoren leiten den wissenschaftlichen Namen des Baldrians hingegen vom lateinischen *valere* = gesund ab. Den deutschen Namen Baldrian sehen viele in Bezug zum germanischen Lichtgott Baldur.
Baldrian ist bereits seit der Antike als Heilpflanze bekannt. Lange Zeit sprach man ihm allerlei Heilwirkungen zu – zum Beispiel bei Menstruationsbeschwerden, Tuberkulose, Gicht und Pestilenz –, aber keine nervenberuhigende. Auf die Spur dieser heute belegten Wirkung kam der italienische Botaniker Fabio Colonna (1567-1640). Als er eine Heilpflanze gegen seine Epilepsie suchte, fand er in den Werken des Dioskurides (1. Jahrhundert n. Chr.) die Baldrianwurzel und schrieb ihr später fälschlicherweise die Heilung von seiner Krankheit zu. Für ihn war auf jeden Fall damit eine nervenbezogene Wirkung des Baldrians bewiesen.
Der Geruch von Baldrian ist für menschliche Nasen nicht unbedingt angenehm, Katzen hingegen lieben ihn und wälzen sich wie berauscht im Baldriankraut. Der zoologische Handel bietet denn auch mit Baldrianwurzel gefüllte Spielkissen für die samtpfötigen Lieblinge an. Vielleicht rührt aus dieser euphorisierenden Wirkung auf Katzen auch das Ansehen von Baldrian als Pflanze der Liebe. So kursierte im Mittelalter die Empfehlung an Junggesellen auf Brautschau, beim Küssen etwas Baldrianwurzel im Mund zu führen, um die geküsste Person in Liebe entbrennen zu lassen.
Die biologisch-dynamische Landwirtschaft behandelt Komposte mit einem verdünnten Extrakt aus Baldrianblüten. Über den fertig aufgesetzten Komposthaufen versprüht, beschleunigt der Baldrian gleichmäßig die Umsetzungsprozesse.

Baldrian anders betrachtet

Die zartrosa flirrend wirkenden Blüten des Baldrians schweben in luftiger Höhe. In ihrer Anmutung erinnern sie an Menschen, die zu sehr in der reinen Gedankenwelt leben und dabei den Boden unter den Füßen verlieren. Der Baldrian schafft allerdings eine Verbindung seiner Blüten zur Erde: über den langen Stängel und den außergewöhnlich verzweigten Wurzelstock. Fest verankert können die Blüten beruhigt in der Höhe schweben, ohne sich zu verlieren. Aus diesem Bild lässt sich die beruhigende Wirkung des Baldrians von der Anmutung der Pflanze her verstehen.

Echter Beinwell

Synonyme: Beinwurz, Bienenkraut, Chüechlichrut, Eselohrwurzel, Hasenlaub, Honigblum, Kuchenkraut, Milchwurzel, Schadheilwurzel, Schmalwurz, Schwarzwurz, Speckwurz, Wallwurz, Wottel und Zottel, Wundallheil
Wissenschaftlicher Name: Symphytum officinale L.
Familie: Boraginaceae (Borretschgewächse)
Heimat: Südosten Europas
Inhaltsstoffe: Allantoin, Schleimstoffe, Gerbstoffe, Rosmarinsäure, Kieselsäure

Beschreibung

Der Beinwell mag es nass. Aus feuchten Wiesen und Bachufern leuchten von Mai bis September dichte Büschel seiner meist rotvioletten, selten weißlich-gelben Blüten. Wie die Spitzen der Farnwedel rollen sich die aufgehenden Blüten eine nach der anderen ab. Er wächst aus einem dicken, saftigen Wurzelstock und kann bis zu einen Meter hohe Triebe ausbilden. Die Wurzel ist außen schwarz und innen weiß. Neben den glockenförmig kopfunter hängenden Blüten, aus denen der Stempel lang herausragt, lässt sich der Beinwell gut an der borstigen Behaarung erkennen, die an den verwandten Borretsch erinnert (s. S. 39). Zum Stängel hin verjüngen sich die lanzettlichen Blätter. Die Stiele der weiter oben stehenden Blätter wachsen am Stängel entlang wie Flügel, die bis zum jeweils darunterliegenden Blatt reichen.

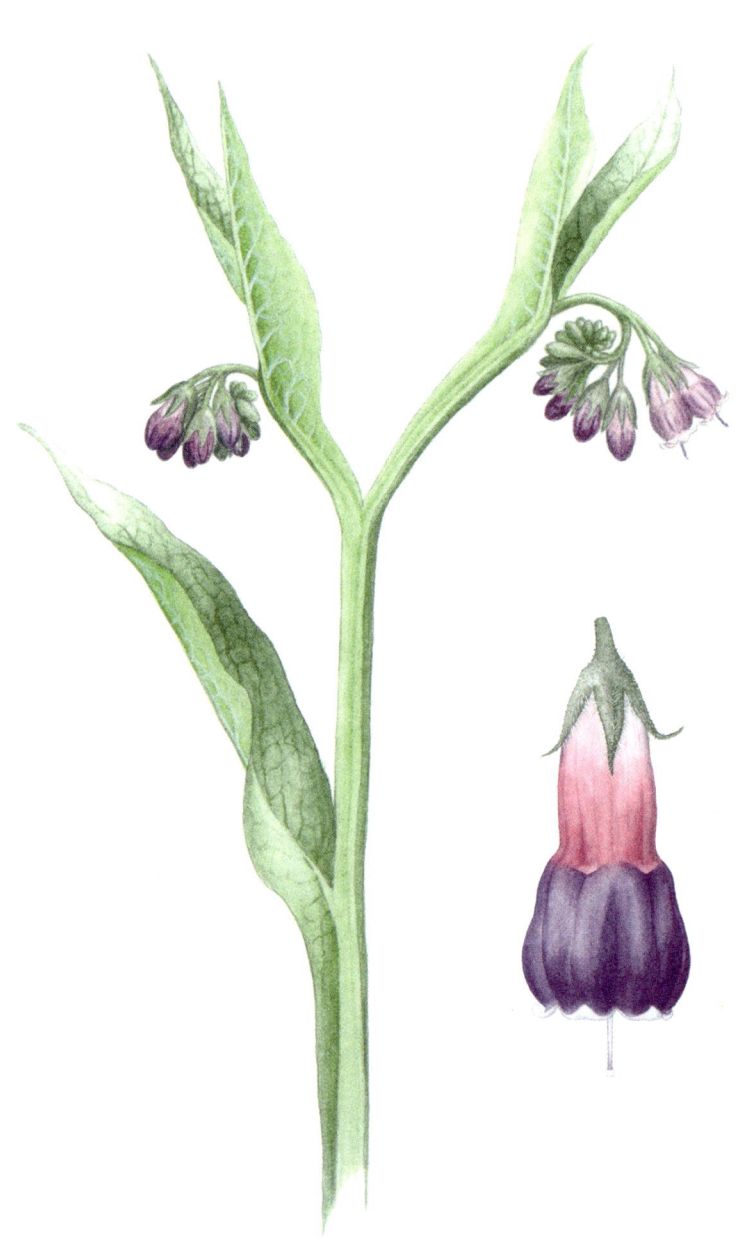

Verwendung
Auszüge aus Beinwell helfen äußerlich angewendet bei der Heilung von Zerrungen, Verstauchungen, Verrenkungen, Knochenbrüchen, Wunden, Geschwüren und chronischen Eiterungen, zum Beispiel bei so genannten offenen Beinen. Schwellungen und Schmerzen klingen ab, die Zellneubildung wird angeregt.
Homöopathische Beinwellzubereitungen zur Einnahme unterstützen die Heilung von Knochenbrüchen, stumpfen Verletzungen und schlecht heilenden Wunden. Sie wirken zudem gegen Durchblutungsstörungen, Arthrosen und Gelenkschmerzen.

Wissenswertes
Die wissenschaftliche Bezeichnung *Symphytum* leitet sich vom griechischen *symphytos* = zusammengewachsen, zugeheilt ab. Der deutsche Name Beinwell hat dieselbe Bedeutung. Die Silbe *well* geht zurück auf das Verb *wallen*, das wiederum für *zusammenwachsen* steht. *Bein* ist ein altes Wort für *Knochen*.
Bereits in der Antike sprach man dem Beinwell besondere Heilkräfte bei gebrochenen Knochen und Wunden zu. Selbst Knochen in einer Suppe würden wieder zusammenwachsen, wenn man sie mit Beinwell kochte!
Die Bestäubung der glockenförmigen Blüten besorgen meistens die langrüsseligen Hummeln, während sie die Blüten auf der Suche nach Nektar besuchen. Erdhummeln, die einen kürzeren Rüssel besitzen, beißen die Blüten einfach von außen an, um an den süßen Nektar zu gelangen. Ameisen bevorzugen das so genannte Elaiosom, ein nahrhaftes Anhängsel an den reifen Samen. Sie verschleppen die Samen samt

Anhängsel, wobei beide Teile oft auseinanderbrechen. Das Elaiosom transportieren die Ameisen weiter in ihren Bau, der Same bleibt unbeachtet liegen, ist dadurch aber nebenbei verbreitet worden.

Beinwell anders betrachtet

Die borstige Behaarung des Beinwells ist Zeichen seiner Verbundenheit mit dem so genannten Kieselprozess. Die Kieselsäuren sind wichtige Siliziumverbindungen (Siliziumoxide), die in verschiedenen Formen in der Natur vorkommen. Sie finden sich in allen pflanzlichen und tierischen Körperflüssigkeiten wieder und sind ein Baustoff der Kieselalgen. Kieselsäuren wechseln zwischen flüssigem und festem Zustand und sind Formgeber. Diese Fähigkeit macht den kieselbetonten Beinwell, der formgebende Potenz mit starker Wachstumskraft verbindet, zu einer wirksamen Heilpflanze.

Hängebirke

Synonyme: Besenbirke, Frühlingsbaum, Maibaum, Nierenbaum, Raubirke, Sandbirke, Warzenbirke, Weißbirke
Wissenschaftlicher Name: Betula pendula Roth
Familie: Betulaceae (Birkengewächse)
Heimat: Mittel- und Nordeuropa, in Südeuropa nur im Gebirge
Inhaltsstoffe: Blätter: Flavonoide, ätherisches Öl, Bitterstoffe, Gerbstoffe, Saponine, Vitamin C. Birkensaft: Invertzucker, organische Säuren, Salze, Eiweißstoffe, pflanzliche Wuchsstoffe. Birkenrinde: Betulin (»Birkenkampfer«), Phytosterin, Gerbstoffe, Bitterstoffe, ätherisches Öl, Harze

Beschreibung

Eine Aristokratin unter den Bäumen ist die Birke: Die schlanke Gestalt in ein weißes Rindenkleid gehüllt, steht sie hoch aufgeschossen und lässt elegant die Zweige in sanften Bogen hängen. Leicht spielt der Wind darin und bewegt die biegsamen Äste wie wehendes Haar. Inbegriff des Frühlings ist das zarte Grün der kleinen rautenförmigen Blätter, das deshalb im Brauchtum des Maibaumes nicht mehr wegzudenken ist. Wie verwandelt steht dagegen die Birke im Herbst im goldenen Blätterkleid, das weithin anmutig leuchtet. Weniger erfreut sind Allergiker, wenn im April und Mai die Birken ihre Kätzchenblüten öffnen und der Wind den gelben Blütenstaub der männlichen Blüten weit über das Land verstreut.

Im Gegensatz zu ihrer kleinen Schwester, der Moorbirke, wächst die Hängebirke auch auf trockenen Standorten. Als einer der ersten Bäume besiedelt sie kahle Flächen, eine wahre Pionierleistung. So war sie auch nach der Eiszeit eine der

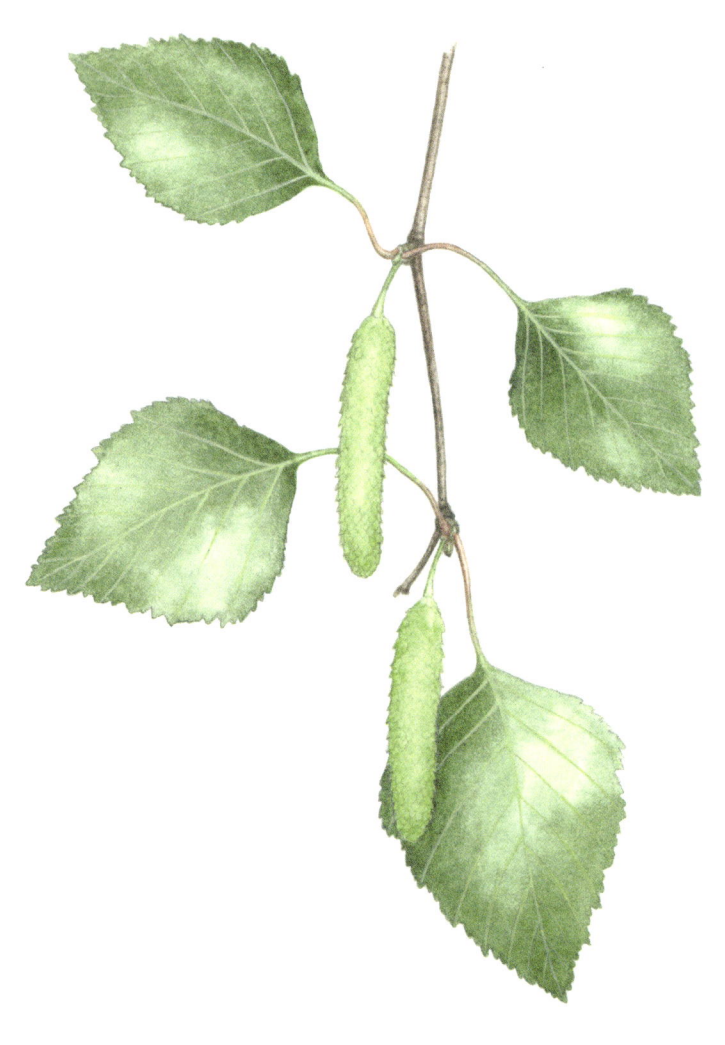

Ersten, die nach dem Rückzug der Gletscher die freiwerdenden Flächen besiedelten.

Verwendung
Die Birke regt die Nierenfunktion an und erhöht dadurch die Harnmenge. Blase und Nieren werden durchgespült. Wegen dieser Eigenschaft setzt man die Birke bei Harnwegsinfektionen und zur Vorbeugung von Harngrieß und Harnsteinen ein. In Teemischungen gegen Stoffwechselerkrankungen hilft sie gegen Rheuma und Gicht. Wegen ihrer stoffwechselanregenden Wirkung ist sie Bestandteil von Frühlings- und Herbstkuren, die entschlackend und reinigend auf die Haut wirken. Birkenteer, der bei der so genannten trockenen Destillation der Zweige und Stammrinde entsteht, wird hauptsächlich in der Tiermedizin gegen Räude und andere Hautschäden eingesetzt. Birkensaft, der im März und April durch Anbohren der Stämme gewonnen wird, soll Haarausfall stoppen, Schuppenbildung entgegenwirken und das Haar entfetten.

Wissenswertes
Die Bezeichnung Birke findet sich in Abwandlungen sowohl im Sanskrit als auch bei slawischen und germanischen Völkern und bezieht sich immer auf den Glanz der leuchtend weißen Rinde. Sinngemäß bedeuten die verschiedenen Bezeichnungen wie das althochdeutsche *birhha* oder das altindische *bharg* übersetzt hell sein, leuchten, glänzen. Auch das Wort Borke leitet sich wohl von Birke ab. Der wissenschaftliche Name *Betula* stammt möglicherweise aus dem Gallischen und wurde auch von den Römern verwendet. *Pendula* leitet sich vom lateinischen *pendere* = herabhängen ab.

Im Kreislauf des Lebens verkörpert die Birke das Entstehen und Wachsen. Als Frühlingsbotin war sie Symbol des wiedererwachenden Lebens, der Reinheit und der Jugendlichkeit. Durch ihre Anmut erschien früher den Menschen der Geist dieses Baumes als eine in Licht gehüllte Jungfrau, voller Zauber und Heilkraft. Das Fest der Birke war für die Menschen der nördlichen Länder eine Freudenfeier der Wiedergeburt und der Hochzeit von Himmel und Erde. Dieser Tradition folgt noch heute der beim Maifest aufgestellte Maibaum.

Die Verwendungsmöglichkeiten der Birke scheinen unendlich: Schon die Steinzeitmenschen fertigten Kleidung aus Rindenbast, Schuhe und Behältnisse aus Birkenrinde und befestigten mit Birkenteer Pfeilspitzen und Harpunen am Schaft. Die Bewohner Lapplands stellten aus der jungen Birkenrinde, die weich und geschmeidig wie Leder ist, Umhänge und Gamaschen her. Aus den dünnen Zweigen lassen sich Reisigbesen binden.

Birkenrinde wurde zum Gerben und als Papier verwendet. Wegen ihrer Wasserundurchlässigkeit deckten Bewohner nördlicher Breiten Dächer mit ihr. Weil sie reich an Luftpolstern ist, bauten die Indianer Nordamerikas aus ihr leichte Kanus. Der isolierenden Eigenschaft von Luft in der Rinde verdankt die Birke übrigens die Tatsache, der winterhärteste bekannte Baum zu sein.

Birkenteer lässt Birkenholz sogar im frischen, noch feuchten Zustand brennen und ist die Grundlage des Parfums »Russisch Leder«.

Schon bei den Germanen galt der Birkensaft als Schönheitstrunk. Die Knospen und jungen Blätter eignen sich übrigens auch als Zugabe zu einem Frühlingsquark.

Die durstige Birke wird heute häufig auf feuchten Böden zur Entwässerung angepflanzt.

Birke anders betrachtet
Zwei Merkmale prägen die Birke: ihr lichtes, frühlingshaftes Wesen und ihr ausgeprägter Durst. Das Wesen des Lichtes in ihr ist so stark, dass von ihr aufgenommenes Wasser nicht stockt, sondern im Fluss bleibt und schnell wieder verdunstet. Auffällig ist, dass die Blätter im Herbst umso schneller gelb werden, je trockener die Birke steht. Im Fluss bleiben zu können, scheint diesen Baum geradezu jung zu halten. Dieses Bild der Birke spiegelt ihre Wirkung als Heilpflanze wider: Sie bringt im menschlichen Organismus etwas ins Fließen und hilft bei Erkrankungen, bei denen ein mangelnder Fluss zu schmerzhaften Ablagerungen führt.

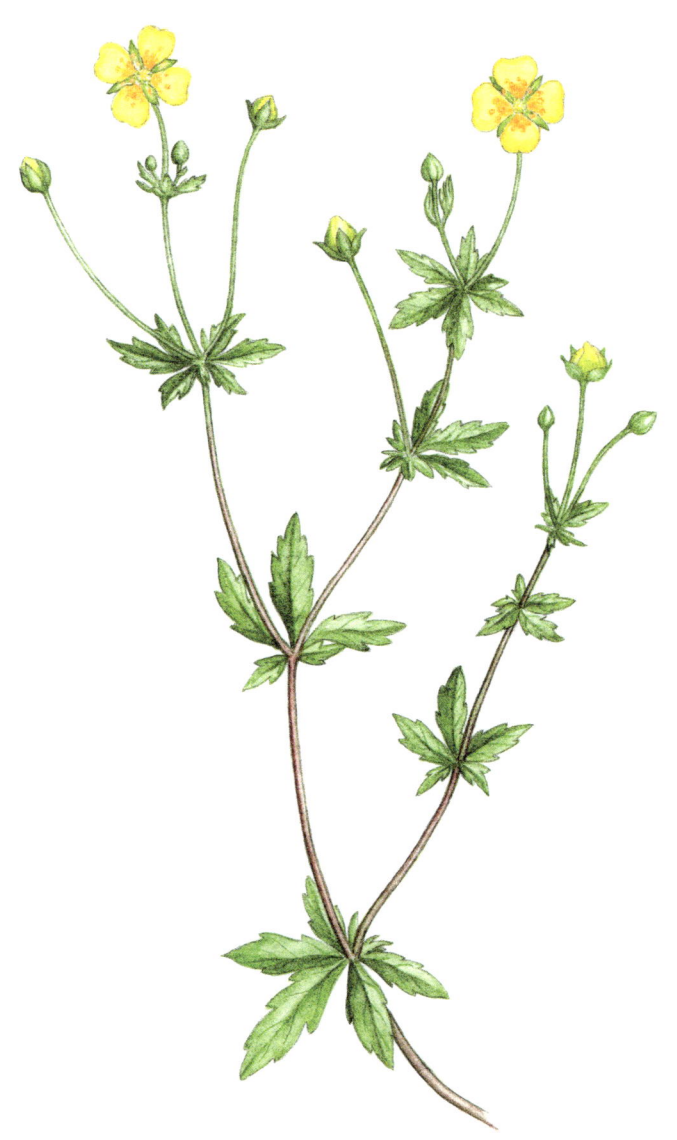

Blutwurz

Synonyme: Bauchwehwurz, Birkwurz, Christuskrone, Dilledapp, Durmedill, Aufrechtes Fingerkraut, Mooreckel, Potentilla, Rotwurz, Ruhrwurz, Siebenfinger, Tormentill
Wissenschaftlicher Name: Potentilla erecta L.
Familie: Rosaceae (Rosengewächse)
Heimat: Mittel- und Nordeuropa
Inhaltsstoffe: 15-22 % Gerbstoffe (Pyrogallol, Catechinderivate, Ellagtannine)

Beschreibung

Eine gelbe Blüte mit vier herzförmigen Blütenblättern, die nach innen hin rötlicher werden, schwebt auf dünnen Stängeln über gefingerten Blättern. Eine Rose? Nun, jedenfalls ein Mitglied der Familie. Die von Juni bis August blühende Blutwurz wächst 10 bis 40 Zentimeter hoch, mal flächig, fast ein Polster bildend an feuchten Standorten, mal struppiger, höher, mit übereinanderfallenden Stängeln in trockenen Klimata. Als Gegensatz zu der eher filigran wirkenden Pflanze mit den einen Zentimeter großen Blüten ist der Wurzelstock imposant dick, wächst kräftig und unregelmäßig in die Breite. Aus ihm sprießen im Frühjahr mehrere Stängel der sonnenhungrigen Blutwurz gen Licht. Die angeschnittene Wurzel ist erst gelblich-weiß, färbt sich aber schnell intensiv rot.

Verwendung

Extrakte der Blutwurzwurzel sind reich an Gerbstoffen. Diese natürlichen pflanzlichen Inhaltsstoffe wirken adstringierend, das heißt zusammenziehend auf das menschliche Gewebe. Sie stillen leichte Blutungen, straffen das Gewebe und helfen bei Durchfallerkrankungen. Durch eine leichte antibakterielle Wirkung sind Blutwurz-Extrakte eine gute Ergänzung in der Zahnpflege, sie lindern Schleimhautentzündungen im Mund- und Rachenraum und Prothesendruckstellen. Auch die Volksmedizin setzt Blutwurz als Spül- und Gurgelmittel bei Entzündungen im Mund- und Rachenraum, als Bäder und Umschläge bei schlecht heilenden Wunden, Erfrierungen, Verbrennungen und Hämorrhoiden ein. Innerlich findet sie Verwendung bei Magenbeschwerden und Durchfall.

Tinkturen oder Extrakte aus der Blutwurz ergänzen zudem Badezusätze oder Cremes gegen großporige Haut, Rasierwasser, Deos und vieles mehr.

Wissenswertes

Potentilla erecta heißt so viel wie die aufrechte Mächtige (*potentia* = Macht, *erectus* = aufrecht).

Die zusammenziehende (adstringierende) und antibakterielle Kraft der Blutwurz war bereits im Altertum bekannt. Schon Hildegard von Bingen (1098-1179) kannte die Vorzüge dieser heilkräftigen Wurzel. Sie schrieb: »Die Blutwurz ist mehr kalt als warm, und ein Mensch, der überflüssige und giftige, das heißt eitrige Säfte in sich hat, der nehme Blutwurz, und zweimal so viel Brachwurz und zerstoße es zu Saft, und so schütte er das in ein Tongefäß, und darüber gieße er guten und klaren Wein, und so trinke er nach dem Essen und wenn er schlafen geht während fünfzehn Tagen, und es wird ihm für ein Jahr nützen, sodass dieser Trank die überflüssigen und giftigen Säfte vermindert.«

In den Jahren 1348/49, als im badischen Wiesental die Pest wütete und keine Rettung in Sicht war, soll ein Vogel vom

Himmel gekommen sein und mit folgendem Lied auf die Blutwurz aufmerksam gemacht haben: »Aesst Durmedill und Bibernell, sterbt nüt so schnell.«

Der Kräuterpfarrer Johann Künzle (1857-1945) schrieb 1911: »Wackelige Zähne erhalten wieder Stand, wenn man 8 Tage lang mit Blutwurz-Wasser gurgelt. Zu dem Zweck wird das Blutwurz-Wurzelpulver mit heißem Wasser angebrüht.«

Als Ratanhia (Krameria lappacea) in deutschen Landen Einzug hielt, geriet die Blutwurz in Vergessenheit. Im Ersten Weltkrieg gab es Lieferschwierigkeiten bei der fremdländischen Ratanhia, sodass die Bevölkerung wieder auf die einheimische Blutwurz zurückgriff, die sogar mehr Gerbstoffe enthält als die Ratanhia.

Aus der Blutwurz lässt sich der Farbstoff Tormentillrot extrahieren, der eine rote Tinte ergibt.

Blutwurz anders betrachtet

Blutwurz ist eine Ausnahme unter den Rosengewächsen. Als einziges Familienmitglied bildet sie überwiegend nur vier, nicht wie üblich fünf Blütenblätter aus. Ab der zweiten Blüte »spart« sie jeweils ein Blatt – vielleicht ist dies ihr Geheimnis, dass sie Blütenkraft als Rosenduft in die Wurzel schickt. Überhaupt ist die Blutwurz eher zurückhaltend, nicht üppig in ihrem oberirdischen Auftritt, sie hat ein zusammenziehendes Wesen. Ihre eigentliche Stärke verbirgt sie unter der Erde: Selbst die kräftige Wurzel zieht sich zusammen, bleibt trotz wasserreicher Standorte straff und fest. Weil die angeschnittene Wurzel blutrot anläuft, sahen die Menschen in ihr die blutstillende Heilkraft. Die Farbe und der für feine Nasen wahrnehmbare Rosenduft drücken zudem etwas Blütenhaftes aus. Ein Blütenwesen, das in der gerbstoffreichen

Wurzel gebannt und geformt ist. Genauso ist das Bild der Blutwurz als Heilpflanze: zusammenziehend, straffend, formgebend bei Entzündungen, bei denen die natürlichen Prozesse aus der Bahn geraten sind.

Borretsch

Synonyme: Augenzier, Biretsch, Blauhimmelstern, Borgelkraut, Burres, Gurkenkönigsfreund, Gurkenkraut, Wohlgemut, Wohlmutsblume
Wissenschaftlicher Name: Borago officinalis L.
Familie: Boraginaceae (Borretschgewächse)
Heimat: Kleinasien
Inhaltsstoffe: Gerbstoffe, Kieselsäure, Schleimstoffe, Flavonoide

Beschreibung

Ein blaues, wie von schimmerndem Nebel überzogenes Blütenmeer leuchtet von Juni bis August weithin sichtbar. Gurkenkraut? Borretsch? Klingt bei weitem nicht so zauberhaft, wie es sein Anblick ist, der einen gefangen nimmt. Beim Betrachten möchte man sich auf den Kopf stellen, um diese exotisch wirkenden Blüten richtig sehen zu können und es den Bienen gleichzutun, die kopfüber an den Lippen der nektarreichen Blüten hängen. Borretsch lässt seine in dichten Büscheln stehenden, fast wie aus einer anderen Welt wirkenden Blüten nach unten nicken. Mit ihren in der Mitte spitz zulaufenden und in die Höhe ragenden Stempeln und Staubbeuteln sehen sie aus wie Insektenköpfe, die von fünf grünen und fünf zarten, intensiv blau leuchtenden Blütenblättern sternartig umkränzt sind. Die ganze, ca. 60 Zentimeter hoch wachsende, einjährige Pflanze ist von feinsten, starren Härchen, so genannten Borstenhaaren, umgeben, die im Sonnenlicht glitzernd leuchten und die ansonsten empfindlich zarte Pflanze schützen.

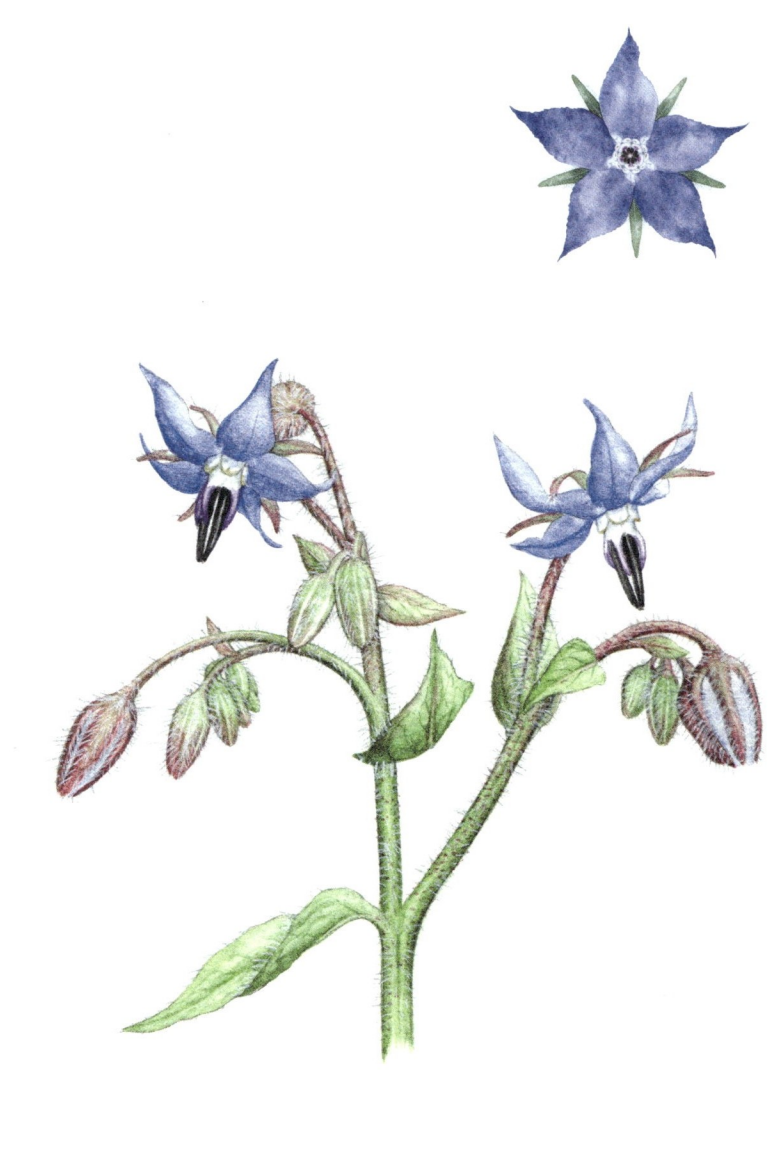

Verwendung
Borretsch wirkt zusammenziehend (adstringierend), entzündungshemmend, wundheilungsfördernd und venentonisierend. Er wird zur Unterstützung einer Entwässerungstherapie und zur Erhöhung der Harnmenge verwendet. Die Homöopathie setzt ihn bei nervöser Herzschwäche ein. Die Volksheilkunde kennt ihn als Heilpflanze gegen Bronchitis, Husten, Hals- und Rachenentzündungen, Herzschwäche, rheumatische Beschwerden, Verstimmungszustände und Verstopfungen. Sein Saft, gemischt mit dem von Brunnenkresse und Löwenzahn (s. S. 117), soll ein hervorragendes Blutreinigungsmittel sein, das sich auch günstig auf die Haut auswirkt. Die in den Borstenhaaren enthaltene Kieselsäure kräftigt Haut und Haare.

Wissenswertes
Die Herkunft des wissenschaftlichen Namens *Borago* ist nicht ganz eindeutig. Möglich ist die Ableitung vom spanischen oder spätlateinischen *borra* = struppiges Barthaar. Aus *Borago* entwickelten sich italienisch *boragine* sowie französisch *bourrache* und aus diesen die deutsche Bezeichnung Borretsch. Seinen Namen Gurkenkraut erhielt der Borretsch, weil er beim Gurkeneinlegen die Rezeptur ergänzt. Wahrscheinlich brachten die Araber den Borretsch im Mittelalter mit nach Spanien, von wo aus er sich über den gesamten Mittelmeerraum verbreitete. Zuerst nur als Kulturpflanze in den Gärten zu finden, verwilderte er von dort aus. Borretsch gilt wegen seines Nektarreichtums als eine der besten Bienenpflanzen. Mit der Biene geht er auch eine besondere Partnerschaft ein: In der Mitte seiner Blüte bilden die Staubfäden und -beutel den so genannten Streukegel, in dem sich

der Pollen sammelt. Nur wenn die Bienen bei ihrer Nektarsuche den Kopf zwischen die Staubfäden drängen, fällt der Pollen heraus und kann die Blüte befruchten. Für Ameisen hält der Borretsch eine andere Delikatesse parat: Am Ansatz der reifen Samen, den Nüsschen, finden sie einen sehr fettreichen Teil, das Elaiosom, das sie als Nahrung zu ihrem Bau tragen, wobei sie die Nüsse verschleppen: das ideale Transportsystem zur Verbreitung der Pflanze. Die angenehm nach Gurken schmeckende Pflanze passt roh gut zu Salaten und lässt sich zu einem spinatartigen Gemüse kochen. Sie ist außerdem eines der sieben Kräuter der Frankfurter Grünen Soße. Manche vermuten in der zauberhaft anmutenden Blüte des Borretschs die so viel besungene blaue Blume der Romantiker, die der Inbegriff der Sehnsucht nach dem Unendlichen war.

Borretsch anders betrachtet
Borretsch wächst üppig, aber nie überschießend, sondern geordnet. Die mit ihrer blauen Farbe Kühle signalisierenden Blüten neigen ihre Köpfe zur Erde, eine Geste der stillen Geformtheit und Schwere. Doch die Pflanze bleibt nicht in der Schwere, sondern breitet sich mithilfe der Bienen und Ameisen aus, die den Nektar und die Samen holen. Stockendes bringt Borretsch so wieder geformt ins Fließen, Entzündungen kühlt er.

Kleine Brennnessel

Synonyme: Donnernessel, Hanfnessel, Nessel, Saunessel, Senznessel
Wissenschaftlicher Name: Urtica urens L.
Familie: Urticaceae (Brennnesselgewächse)
Heimat: weltweit; fehlt lediglich in der Arktis, in Indien und Südafrika
Inhaltsstoffe: Flavonoide, Chlorophylle, Carotinoide, Vitamine, Mineralsalze, Beta-Sitosterin, Pflanzensäuren, in den Brennhaaren Amine (Histamin)

Beschreibung

Vorrangig spürbar macht sie auf sich aufmerksam: die eher unscheinbare Brennnessel, die ihrem Namen alle Ehre macht. Die roten Quaddeln auf der Haut, die nach Berührung der Brennhaare entstehen, hat sicherlich schon jeder einmal am eigenen Leib erlebt. Für Gärtner sind Brennnesseln ungebetene Gäste. Was sie bei dieser stiefmütterlichen Behandlung meist übersehen: Es gibt nicht nur eine Brennnesselart. Arzneiliche Verwendung finden die Große (Urtica dioica) und die Kleine Brennnessel. Die einjährige Kleine Brennnessel ist zierlicher und zarter in ihrer Gestalt, dafür aggressiver in ihrer Wirkung. Von Mai bis November blüht die blätterreiche Pflanze mit eher unscheinbaren grünlich-weißen Blütchen in hängenden Ähren, die der Wind bestäubt. Am liebsten wächst sie auf stickstoffreichen Böden, kennzeichnet diese geradezu durch ihren dort dichten Wuchs. Üppig und mit Eigensinn wächst sie, wo sie will, lässt sich aber nur schwer in Kultur nehmen.

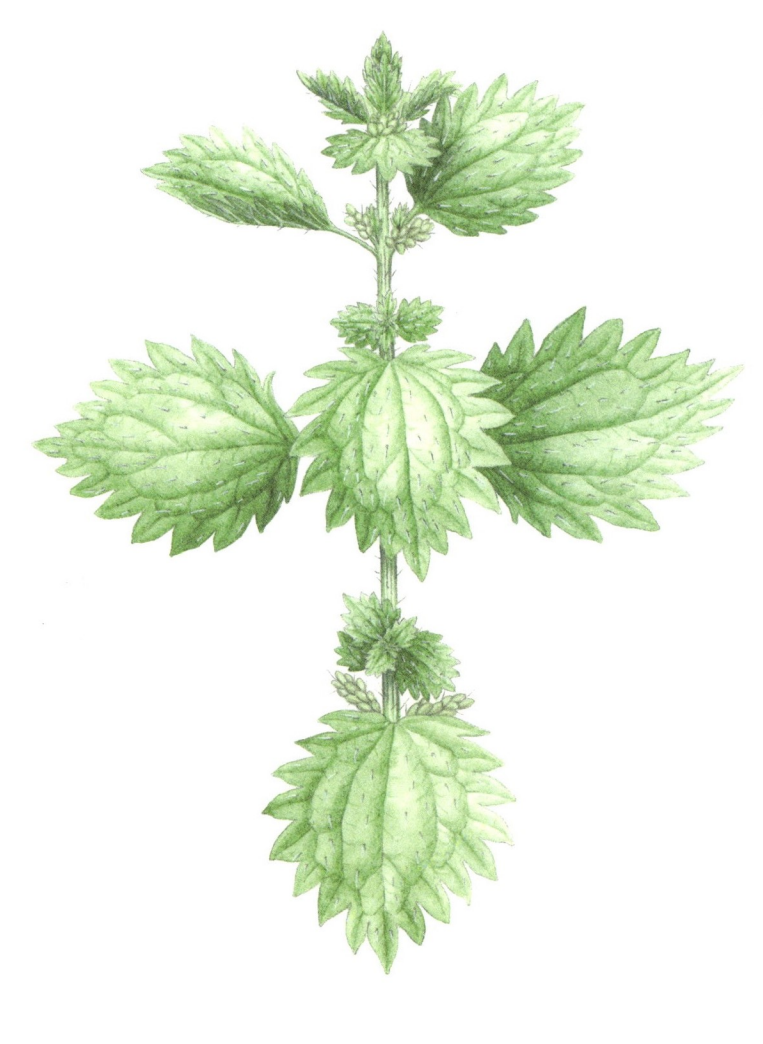

Verwendung
Brennnesselblätter regen den gesamten Stoffwechsel an und sind Bestandteil von Teemischungen gegen Rheuma und Gicht, Gallen- und Leberbeschwerden, ebenso in solchen für Entschlackungskuren. Der Tee fördert die Harnausscheidung, die Wurzel lindert Prostatabeschwerden. Die Homöopathie setzt ein aus der ganzen blühenden Pflanze hergestelltes Mittel gegen Nesselsucht und andere Hautausschläge mit Brennen und Jucken ein. Auch bei leichten Verbrennungen und Sonnenbrand, Rheuma, Gicht und zur Verbesserung des Harnflusses findet dieses Mittel Verwendung. Der naturheilkundliche Pfarrer Sebastian Kneipp (1821-1897) empfahl die so genannte »Urtication«, bei der Patienten mit rheumatischen Schmerzen oder Hexenschuss die betroffenen Stellen des Körpers mit Brennnesseln peitschen. In Badezusätzen, Lotionen und Seifen hat die Brennnessel eine leicht desodorierende Wirkung. Brennnesselsamen regen die Körperfunktionen an und wirken tonisierend. Sie helfen bei Leistungsschwäche, chronischer Müdigkeit und Stressbelastung.

Wissenswertes
Ihrer Eigenschaft, auf der Haut zu brennen, hat die Brennnessel den deutschen und wissenschaftlichen Namen *Urtica* = die Brennende zu verdanken. Der Wortteil Nessel, der von dem alten indogermanischen Wort *nazza* = nähen abgeleitet ist, zeugt hingegen von den Zeiten vor Einführung der Baumwolle, in denen aus Brennnesselfasern das Nesselgewebe hergestellt wurde. Von *nazza* leiten sich das niederländische Wort *netel* und das englische *nettle* für nähen ab.
Die Kelten sahen in dem frischen Grün die Gestalt des Grünen Mannes. Als Gefährte der Erdgöttin machte er dem ei-

sigen Winterkönig den Wald, die Wiese und das Feld streitig. Mithilfe der Brennnessel ließen sich die Winterschwäche und der üble Scharbock (Skorbut) vertreiben. Die ersten Brennnesseltriebe im Frühjahr waren stets Bestandteil der Neunkräutersuppe, durch deren Verzehr sich die heidnischen Bauern mit den Lebenskräften der erwachenden Natur verbanden. In manchen Gegenden kennt man diese Suppe heute noch unter dem Begriff der Gründonnerstagssuppe. Derartige Blutreinigungskuren waren bis ins 20. Jahrhundert üblich. Da die Brennnessel und andere Frühjahrskräuter Harn und Schweiß treiben, den Schleim in der Lunge lösen und den Stuhlgang fördern, schrieb man ihnen zu, die Säfte wieder in Bewegung zu bringen.

Der Volksname Donnernessel weist auf ihre Bedeutung in der Mythologie hin. Die Nesseln waren dem Blitz- und Donnergott Donar zugeordnet. Um den Blitzschlag abzuwehren, warfen die Menschen im Mittelalter einen Strauß mit Brennnesseln über das Dach ihrer Behausung und hofften, sie würden dem Blitz den Weg zu den Erdgeistern zeigen. Von den Brennnesselsamen als Aphrodisiakum wusste vor 2000 Jahren der griechische Dichter Ovid (43 v.Chr.-17 n.Chr.) zu berichten. Eine Mischung aus Pfeffer und Nesselsamen sollte die Manneskraft steigern. Als Unkraut folgt uns die Urtica überallhin und umstellt unsere Häuser in Scharen. So haben wir sie als Heilkraut immer in unserer Nähe. Obwohl nicht von auffälliger Schönheit, umschwärmen doch die Schmetterlinge die Brennnessel. Die Raupen des Kleinen Fuchses, des Tagpfauenauges und des Admirals ernähren sich von ihren Blättern.

Die Brennnessel anders betrachtet

Drei Merkmale charakterisieren die Brennnessel: ihre aggressiven Brennhaare, das widerstandsfähige Rückgrat aus kieselhaltigen Stängelfasern und ihr hoher Gehalt an Chlorophyll, dem sie den satten Grünton zu verdanken hat. Der Stängel hat etwas Starres, während in den Brennhaaren Stoffwechselvorgänge überzuschießen scheinen. Was die Brennnessel in Fluss bringt, kann sie dennoch formen.

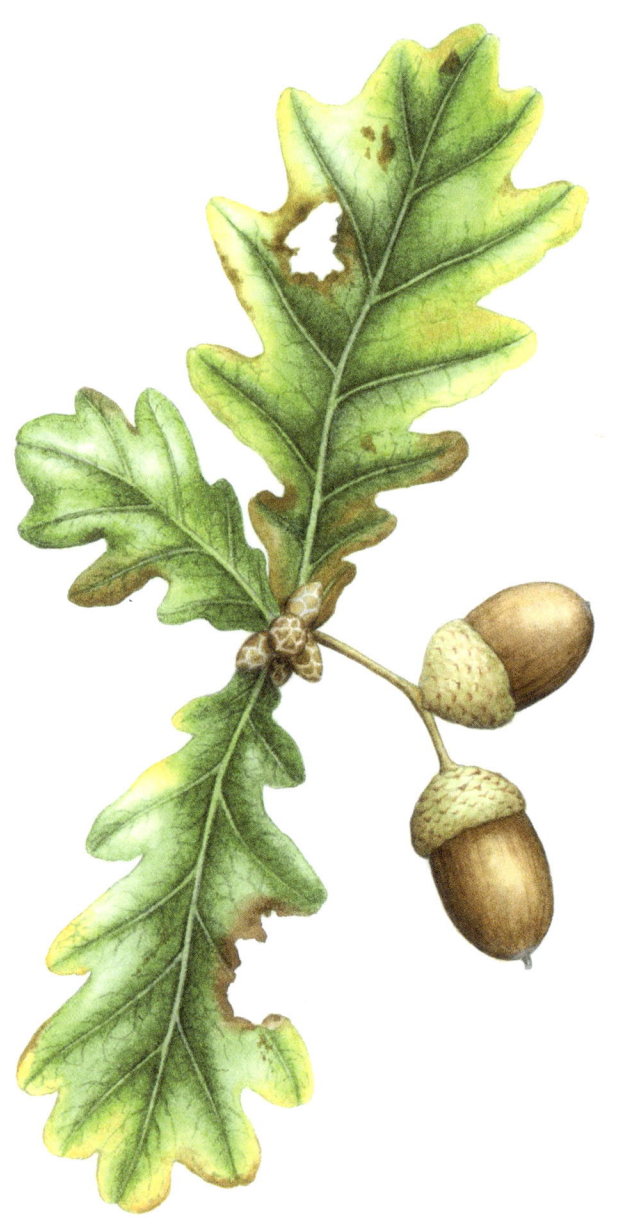

Stieleiche

Synonyme: Ach'n, Ache, Ecke, Eckelboom, Eckenboom, Haseleiche, Sommereiche
Wissenschaftlicher Name: Quercus robur L.
Familie: Fagaceae (Buchengewächse)
Heimat: Europa
Inhaltsstoffe: Catechingerbstoffe, Gallussäure

Beschreibung

Sie sind der Inbegriff der Beständigkeit: die alten Eichen, um die schon die Kelten tanzten. Mehr als 500, manchmal sogar 1000 Jahre alt kann eine Eiche werden und eine Höhe von bis zu 50 Metern erreichen. Der mächtige graugrüne Stamm ist rautenförmig geschuppt. Die charakteristisch gelappten Eichenblätter hat sicherlich jeder schon einmal wahrgenommen. Die eher unscheinbaren Blüten – weiblich und männlich getrennt – stehen Mitte April bis Ende Mai an den Triebspitzen. Die im Herbst reifenden Eicheln erfreuen nicht nur Rotwild und Eichhörnchen, sondern auch Kinder, die daraus kleine Figürchen basteln können.

Verwendung

Arzneiliche Verwendung findet die glatte, unverborkte, so genannte Spiegelrinde 10 bis 15 Jahre alter Eichen, deren hoher Gerbstoffgehalt für die zusammenziehende (adstringierende), austrocknende, stopfende, virushemmende, entzündungswidrige und darmstärkende Wirkung verantwortlich ist.
Zubereitungen aus Eichenrinde für den äußerlichen Gebrauch helfen bei einer langen Reihe von Beschwerden: als

Badezusatz bei Erkrankungen der Haut und der Schleimhäute, als Gurgelmittel oder in Umschlägen gegen juckende und nässende Ekzeme, bei Fußschweiß, Frostbeulen, Verbrennungen, Hämorrhoiden, Analekzemen und -fissuren sowie bei Entzündungen im Mund- und Rachenraum oder an den Augen. Für die innerliche Anwendung ergänzt Eichenrinde Teemischungen gegen Sodbrennen oder akuten Durchfall.

Wissenswertes
Der Name *Quercus* leitet sich vom indogermanischen *perquus* ab, das bereits die Bedeutung Eiche besaß und sich möglicherweise vom indogermanischen Wort *perkunia* = Waldgebirge ableitet. Der Namenszusatz *robur* vereint zwei Bedeutungen. Er steht für Kraft und Stärke und bezieht sich damit auf das harte Eichenholz, leitet sich aber von lateinisch *ruber* = rot ab. Ebendieses harte Kernholz der Eiche hat im Vergleich zum äußeren Splintholz eine dunklere, rötliche Färbung. Woher der Name Eiche stammt, ist nicht geklärt. Die Isländer bezeichnen mit *eik* jede Art von Baum. Die imposante Eiche stand jeher bei allen Völkern in hohem Ansehen. Die tiefwurzelnde, mit dem Wasser verbundene Eiche zog die meisten Blitze an. Wohl deshalb stand sie für den Gott der Blitze, die höchste Gottheit: Bei den Griechen war es Zeus, bei den Römern Jupiter, bei den Germanen Donar und bei den Kelten Tanaris. Ein Sprichwort sagt bei Gewitter: »Eichen sollst du weichen, Buchen sollst du suchen, kannst die Linden grad nicht finden.« Auch weibliche Gottheiten fanden einen Platz in der Eiche, der Ernährerin: Ana oder Dana, die keltische Urmutter, offenbarte sich in der Eiche, die einer Vielzahl von Tieren Heimat und Nahrungsquelle ist.

Die heilige Eiche war Versammlungsplatz, um Gericht zu halten oder die Götter um Rat zu fragen. Wurde unwahr unter dieser Eiche gesprochen, brach Unheil über die Gemeinschaft herein, oder die Eiche trug keine Eicheln mehr, die als Mehlersatz und Schweinefutter äußerst wertvoll waren. Unter der Eiche wurden Gelübde abgelegt, schon Sokrates schwor »bei der Eiche«. Bei den Kelten war die Eiche das Tor vom alten ins neue Jahr, das übrigens mit der Sommersonnenwende begann.

Die hochwachsende und tiefwurzelnde Eiche verbindet die obere mit der unteren Welt und war deshalb in vielen Kulturen ein Orakelbaum. Aus dem Rauschen der Blätter empfingen Priesterinnen und Druiden Botschaften. Als Weltenbaum stützte die mächtige Eiche den Himmel und verhinderte, dass dieser auf die Erde herabfiel. Entsprechend entsetzt waren die Menschen einst, wenn Eroberer wie Cäsar oder Missionare die heiligen Bäume fällten.

Die Heilkraft der Eiche war früh bekannt. Bereits Ärzte in der Antike wie Dioskurides beschrieben die arzneilichen Wirkungen. Und auch in der Volksheilkunde hatte die Eiche ihren festen Platz. Unter anderem sollen Hirten Regenwasser, das sich in Eichenstammlöchern sammelte, gegen Blutharn verwendet haben.

Die Germanen benutzten über den Winter gelagertes Eichenlaub zum Gerben von Fellen. Die gerbstoffreichere Eichenrinde war bis in die jüngere Zeit hinein ein wichtiger Rohstoff der Gerbebrühen. Erst chemische Mittel verdrängten sie.

Das Eichenholz ist wegen seiner Härte und Widerstandsfähigkeit ein begehrter Baustoff für Möbel, Fenster, Fässer, Parkettböden, Orgeln und Eisenbahnschwellen. Selbst gegen

Nässe ist das Holz widerstandsfähig, sodass es im Schiffbau eingesetzt wird.

Aus den durch Gallwespen hervorgerufenen Blattgallen der Eiche lässt sich zusammen mit Eisensalzen eine sehr haltbare Tinte herstellen.

Eiche anders betrachtet

Die Eiche ist mächtig und gelassen. Sie lässt sich Zeit, um ihre imposante Größe zu erreichen. 60 bis 80 Jahre dauert es, bis sie zum ersten Mal blüht und Eicheln bildet. In dieser Langsamkeit offenbart sich das Spiel zweier polarer Kräfte: Die überschießende Lebens- und Wachstumskraft ist in der Eiche gedämpft, im Zaume gehalten durch eine formgebende, zusammenziehende Komponente, die sich in der Gerbsäure materialisiert zu haben scheint.

Das Eichenblatt mit seinen partiellen Ausbuchtungen wirkt wie ein Sinnbild dieses Prozesses. Genauso der knorrige, nicht geradlinige Wuchs des Baumes. Formgebung ist bei allen entzündlichen und auch allergischen Prozessen wichtig. Die Gerbsäure dämmt den überschießenden Stoffwechselprozess ein und lenkt ihn zurück in ruhige Bahnen. So klingen Entzündungen und allergische Reaktionen wie auch Juckreiz ab.

Arznei-Engelwurz

Synonyme: Angelika, Brustwurz, Erzengelwurzel, Geistwurzel, Giftwurz, Glückenwurzel, Heiligenbitter, Heiligengeistwurz, Theriakwurz, Waldbrustwurz, Zahnwurzel
Wissenschaftlicher Name: Angelica archangelica L.
Familie: Apiaceae (Doldengewächse)
Heimat: Nordeuropa und Nordasien
Inhaltsstoffe: Wurzel: ätherisches Öl, Bitterstoffe, Gerbstoffe, Furanocumarine, Harze, Pektin

Beschreibung

Engelwurz beeindruckt besonders durch ihre Größe: Diese zwei- selten bis dreijährige krautige Pflanze erreicht im zweiten Jahr die imposante Höhe von bis zu zwei Metern. Die Verwandte von Möhre, Sellerie, Liebstöckel und Kümmel besitzt einen hohlen, markant gerillten, im oberen Teil purpurrot überlaufenen Stängel. Blüten und ein- bis dreiteilig gefiederte Blätter wachsen aus bauchigen Scheiden heraus. Die Blätter sind auf der Unterseite blaugrün. Im Juli und August des zweiten Jahres blühen die kugelförmigen Dolden auf, die aus zahlreichen kleinen Blütchen zusammengesetzt sind. Die Einzelblütchen wirken grün-weiß: durch den Kranz kleiner weißer Blütenblätter, die den grünen Stempel – das weibliche Organ – einrahmen. Die männlichen Staubbeutel ragen wie Antennen weit heraus. Die gesamte Pflanze duftet stark aromatisch.

Engelwurz liebt Flussufer und feuchte Wiesen und ist besonders in den Bergregionen zu finden.

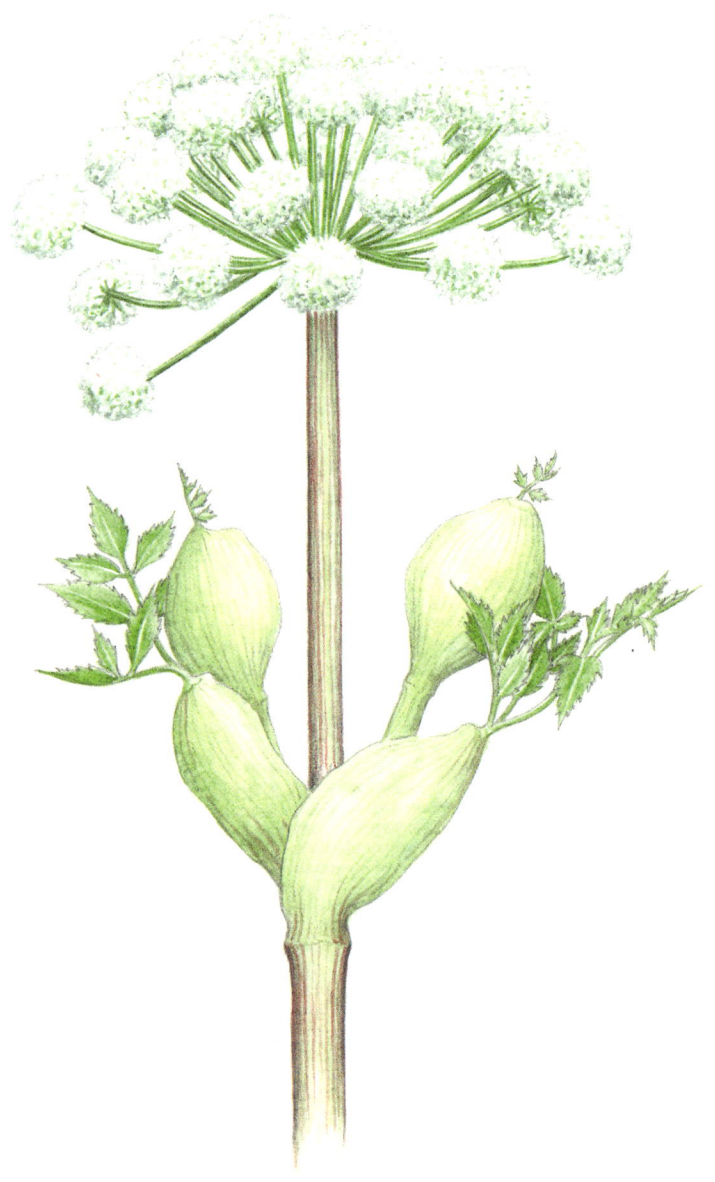

Verwendung
Medizinische Verwendung findet die getrocknete Wurzel. Die stark aromatische Zubereitung stimuliert die Magensaft- und Bauchspeichelsekretion, ist dadurch appetitanregend und verdauungsfördernd. Sie desinfiziert den Darm, hilft bei Blähungen, Völlegefühl sowie Magen-Darm-Beschwerden und fördert die Gallensekretion. Mit ihren krampflösenden Eigenschaften lindert sie Husten. Die Volksheilkunde verwendet Salben und Bäder mit Engelwurz gegen Rheuma und Gicht. Die Anthroposophische Medizin setzt Engelwurz überdies erfolgreich bei der Behandlung von Lymphdrüsenschwellungen ein.

Wissenswertes
Der Name Engelwurz entstand im Mittelalter. Einer Legende zufolge zeigte der Erzengel Gabriel einem Einsiedler im Traum diese Pflanze als heilkräftiges, besonders gegen die Pest wirksames Mittel. Der wissenschaftliche Name *Angelica* heißt übersetzt also Engel (lat. *angelicus* = Engels-), *archangelica* bedeutet Erzengel.
Da die Engelwurz in nördlichen Gefilden zu Hause ist, finden sich die ältesten Schriftzeugnisse über ihre Heilwirkung in Skandinavien, Island und Grönland, wo sie unter dem Namen *Kvan* bekannt ist. Eine isländische Gesetzgebung verbot das Ausgraben einer Engelwurzpflanze, die nicht auf dem eigenen Grund wuchs.
Wikinger brachten die Pflanze im 10. Jahrhundert nach Mitteleuropa, wo sie in den Klostergärten kultiviert wurde und sich von dort auswilderte. Lange Zeit sagte man der Engelwurz schützende Wirkung gegen die Pest nach und kaute die Wurzel, um sich vor Ansteckung zu schützen. Noch 1771

gab der französische Arzt, Botaniker und Jurist Pierre Joseph Buchoz (1731-1807) den Rat, während einer Pestepidemie die Kleidung mit Pulver aus Engelwurz zu bestreuen. Engelwurz war seit dem Mittelalter zudem ein Bestandteil von Theriak (griech. *therion* = wildes Tier), einer als Gegengift (Antidot) entwickelten Arznei, die seit der Antike als Universalheilmittel gegen eine Vielzahl von Krankheiten und Gebrechen helfen sollte und heute noch – jedoch mit abgewandelter Rezeptur und Indikation – in der Volksmedizin Verwendung findet.

In den Hüllblättern, aus denen neue Sprosse wachsen und die die Blütenknospen umhüllen, sah man im Mittelalter eine beschützende Geste. Engelwurz galt im Volksglauben deshalb als Beschützerin gegen böse Zauber oder Geister.

Alle Teile der Engelwurz sind genießbar. Die Norweger, Isländer und Färöer bereiten bis heute Stängel und Wurzel als Gemüse oder roh im Salat zu. Die pulverisierte Wurzel lässt sich als Gewürz verwenden, die kandierte Wurzel ist eine dem Orangeat ähnliche Backzutat, und kandierte Stängel sind eine köstliche Spezialität unter anderem in Bayern und in der Schweiz. Die verdauungsfördernde Engelwurz ist zudem eine beliebte Komponente von Kräuterlikören. In Duftpotpourris fixiert sie den Duft.

Engelwurz anders betrachtet

Die Engelwurz schlägt eine Brücke zwischen dem Wässrigen, Erdverbundenen auf der einen und dem Luftigen, Lichten auf der anderen Seite. Im ersten Jahr bündelt sie alle Kräfte für das Wurzelwachstum: Ein üppiger Blätterschopf ist das Einzige, was sie über der Erde zeigt. Die Blattflächen sammeln das Sonnenlicht und leiten es – gebunden in Energiespeichern wie Zucker und Stärke – an die Wurzel weiter. Im zweiten Jahr gibt die so erstarkte, wasserreiche Wurzel all diese Energie an das Licht frei, lässt die Staude zu luftiger Höhe sprießen und erblühen, um danach zu sterben. Ein Missverhältnis zwischen den wässrigen und luftigen Kräften im Kopf-Hals-Bereich kann zu Erkältungen mit Schleimhautschwellung und trockenem Reizhusten führen. Die Engelwurz reguliert dieses Ungleichgewicht.

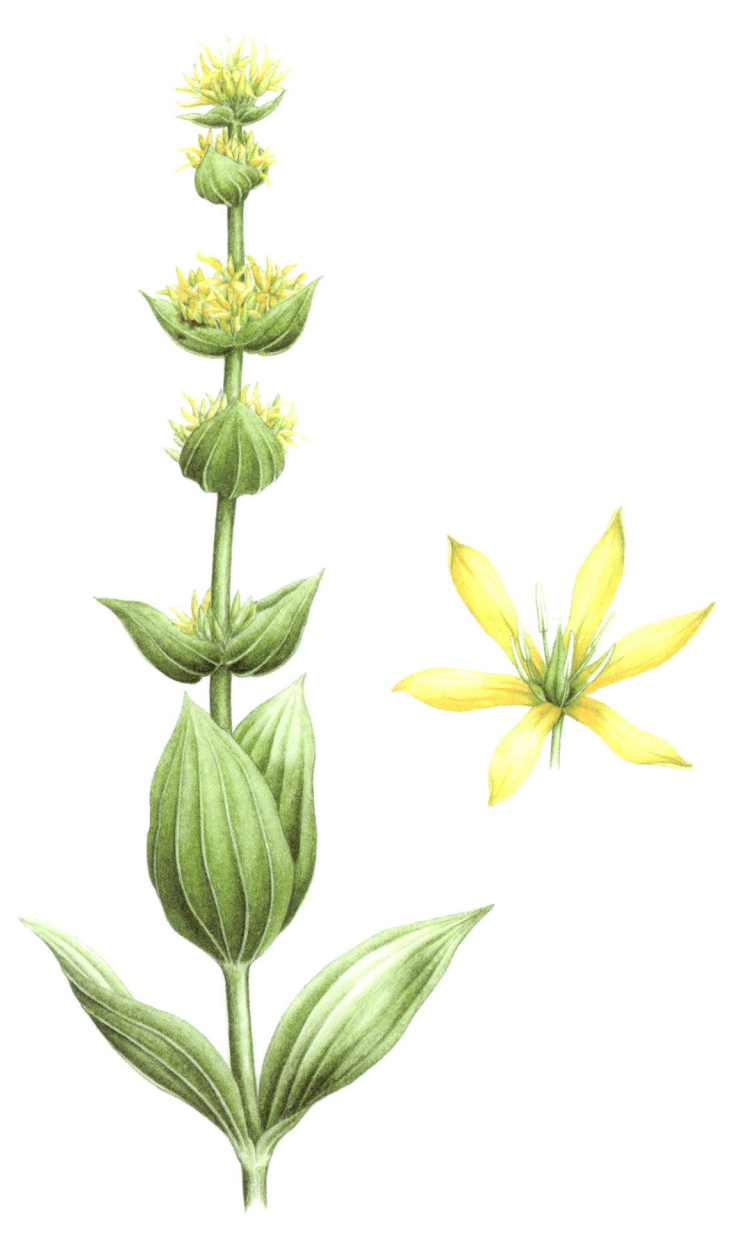

Gelber Enzian

Synonyme: Bergfieberwurzel, Bitterwurzel, Jänzene, Jäuse, Sauwurz, Zergang, Zinzalwurz
Wissenschaftlicher Name: Gentiana lutea L.
Familie: Gentianaceae (Enziangewächse)
Heimat: auf Kalkböden der Alpen, südlichen Mittelgebirge und Gebirge Südeuropas
Inhaltsstoffe: Bitterstoffe, hauptsächlich Gentiopikrin und Amarogentin, ätherisches Öl

Beschreibung
Wer Enzian hört, denkt sicherlich an kleine blaue Blüten. Die als Heilpflanze verwendete Art Gentiana lutea blüht goldgelb und überragt, anders als viele ihrer blauen Verwandten, die sich klein an gebirgige Felsen schmiegen, mit der stattlichen Höhe von bis zu 1,80 Metern die Bergwiesen. Früher war die kräftige Pflanze mit ihren großen, stark geäderten Blättern am hohlen Stängel und imposanten, radförmig angeordneten Blütenständen für die Bergbauern ein lästiges Unkraut. In ihrer Ausrottung waren sie so erfolgreich, dass der Gelbe Enzian heute unter strengem Naturschutz steht. Die mehrjährige Pflanze blüht erst im betagten Alter, in der Regel nach fünf bis sieben Jahren, manchmal erst nach zehn Jahren, dann in der Zeit von Juli bis August. Sie verbindet sich mit der Erde über einen langen, kräftigen Wurzelstock, der bis zu sieben Kilogramm schwer werden kann.
Wer sich für Gelben Enzian interessiert, sollte ihn zuverlässig vom tödlich giftigen Weißen Germer (Veratrum album, S. 67) unterscheiden können!

Verwendung
Die Bitterstoffe der Enzianwurzel helfen bei einer Vielzahl von Magen-Darm-Problemen. Wurzelzubereitungen wirken bei Appetitlosigkeit, Magenschwäche mit mangelnder Magensaftsekretion, Störungen der Magenentleerung, Blähungen sowie bei Krampf- und Erschlaffungszuständen des Magens und Darms und gestörter Gallensekretion.

Wissenswertes
Dem illyrischen König Gentius (gest. 167 v. Chr.) soll der Enzian seinen Namen verdanken: Dieser habe den Enzian entdeckt und gegen die Pest empfohlen. Das im Gelben Enzian enthaltene Amarogentin ist der bitterste bekannte Naturstoff. Ein Gramm Amarogentin ist in 58 000 Liter Wasser gelöst noch immer bitter schmeckbar. Die Tiermedizin kennt den Gelben Enzian als Fresslustpulver. Doch nicht nur wegen appetitanregender Kräfte ist der Gelbe Enzian beliebt. Bergbauern der Alpenregionen legten sich gegen geschwächte, schwitzende Füße Enzianwurzel in die Schuhe. Im Mittelalter wurde die Enzianwurzel häufig bei zahlreichen Beschwörungen und Ritualen verwendet, oft anstelle der damals sehr teuren Alraune. Gemeinhin gilt der Gelbe Enzian als Symbol für Kraft und Stärke.

Gelber Enzian anders betrachtet
Seine mächtige, dem Vegetativen, Flüssig-Chemischen verbundene Wurzel scheint den Enzian bis in die Blüten hinein zu dominieren: Blätter und Blüte sitzen dicht am Stängel, die Blätter sind wenig differenziert. Die ersten Blüten erscheinen erst sehr spät. Die Wurzel selber vereint in sich starke Bitterkeit mit einem hohen Zuckeranteil, Letzteres eine Ei-

genschaft, die bei anderen Pflanzen in den Blüten zu finden ist. Blüte, Blatt und Wurzel bilden eine Einheit. Dies entspricht im Menschen dem Prinzip der Leber: Auch sie ist wenig gegliedert und den flüssig-chemischen Prozessen verhaftet. So versteht sich, dass der Gelbe Enzian auf den Leberstoffwechsel wirkt und bei Verdauungsstörungen hilft.

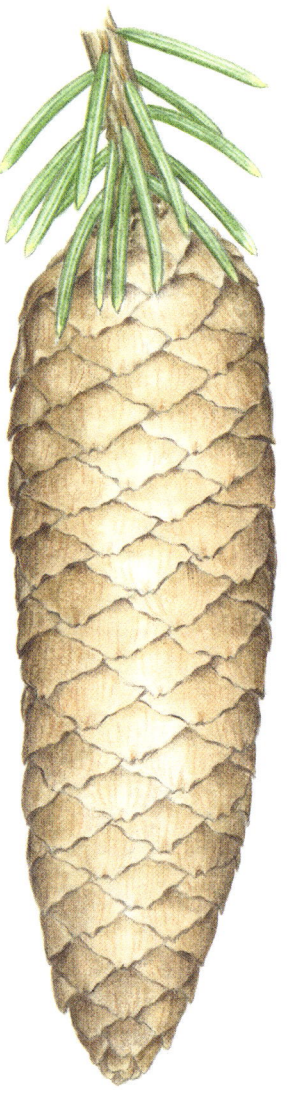

Gewöhnliche Fichte

Synonyme: Rottanne, Edeltanne
Wissenschaftlicher Name: Picea abies L.
Familie: Kieferngewächse (Pinaceae)
Heimat: Europa
Inhaltsstoffe: ätherische Öle, Harze, Vitamin C

Beschreibung

Fichte, Tanne oder Kiefer? Die Arten zu unterscheiden ist nicht ganz einfach. Die Fichte erkennen wir am geraden, unverzweigten Stamm mit ein bis zwei Zentimeter langen, immergrünen, stechend spitzen Nadeln, die im Querschnitt vierkantig sind und einmal rundherum aus dem Zweig wachsen. Sie wird bis zu 40 Meter hoch und gehört neben der Weißtanne (Abies alba) zu der größten Baumart Europas. Die Krone der Fichte ist kegelförmig um den Stamm drapiert, wobei die jüngeren Äste im oberen Bereich gerade vom Stamm wegwachsen, während die älteren im unteren Bereich geschwungen herabhängen. Im Gebirge hat die Rinde eine graue Färbung, in tieferen Lagen ist sie rötlich, weshalb die Fichte den verwirrenden synonymen Namen Rottanne trägt, obwohl sie nicht zur Gattung der Tannen gehört. Zwischen Mai und Juni blüht die Fichte, allerdings in der Regel nur alle sieben Jahre. Die einen Zentimeter lang werdenden männlichen Blüten stehen einzeln an den Zweigspitzen des Vorjahresholzes. Der Wind trägt ihre Pollen zu den weiblichen Blüten, aus denen nach der Bestäubung samentragende Zapfen reifen, die mit der Spitze nach unten am Zweig hängen und gemeinhin und gemeinerweise als Tannenzapfen bekannt sind. Wer soll da nicht durcheinanderkommen, ob man es mit Fichten oder Tannen zu tun hat? Ein kleiner Tipp: Bei Tannen steht der Zapfen senkrecht nach oben vom Zweig ab.

Verwendung

Das Terpentin (Harz) der Fichte ist Bestandteil vieler Salben und Öle, die den Schmerz bei Muskelverspannungen, stumpfen Verletzungen, Rheuma, Gicht und an Gliedern lindern. Sportler oder bettlägerige Patienten schätzen die erfrischende, durchblutungsfördernde und juckreizstillende Wirkung des Fichtennadel-Franzbranntweins. Einreibungen von Rücken und Brust mit den ätherischen Ölen oder auch Harzen bringen Linderung bei Erkältungen. Harzartig duftende Bäder aus Fichtenzweigen wirken durchblutungsfördernd sowie schleim- und hustenlösend. Die Volksmedizin behandelt neben Husten auch Schrunden, Hautrisse, Geschwulste und Furunkel mit Zubereitungen aus der Fichte.

Wissenswertes

Der Name *Picea* stammt aus dem Lateinischen und bedeutet harzhaltiges Nadelholz. *Abies* ist ebenfalls lateinisch und heißt Tanne! Offensichtlich hatten die Autoren bereits in der Antike Schwierigkeiten, Fichten von Tannen zu unterscheiden ...

Die Fichte wurde einst als Schutzbaum verehrt, sie symbolisierte das schützende weibliche Element, war Lebens- und Mutterbaum. Als Maibaum findet sie neben den Birken deshalb bis heute Verwendung. Im Schiffsbau lieferte sie die längsten und besten Schiffsmasten. Die Griechen weihten sie dem Meeresgott Poseidon, der im Gegenzug die Schiffe vor Stürmen beschützen sollte.

Das Holz der Bergfichten im Mittel- und Hochgebirge ist im Vergleich zu den schnellwachsenden Plantagenbäumen fest und haltbar. Dies wussten auch berühmte Geigenbauer wie Stradivari, Amati und Bergonzi zu schätzen, die Fichtenholz als Klangholz für ihre Instrumente verarbeiteten. Oft suchten sie wochenlang in den Bergen, bis sie den richtigen Baum gefunden hatten. Um die langsam gewachsenen Fichten zu erkennen, lauschten sie klopfend an den Stämmen.

Die Fichte anders betrachtet
Die charakteristische Bildung ätherischer Öle und balsamischer Harze, die vor allem die Fichtennadeln durchdringen, sind Ausdruck der Verbindung mit wärmenden Kräften. Da bei der Familie der Nadelbaumgewächse die Wärmewirkung besonders ausgeprägt ist, kann man von einer Wärmepflanzenfamilie sprechen. Weitere Wärmepflanzenfamilien sind die Lippenblütler wie die Pfefferminze (Mentha piperita, S. 131). Die Lippenblütler verbinden sich mit den Wärmeprozessen der gemäßigten Zone und die Nadelbäume mit solchen der kalten Klimata. Selbst im kühlen Klima des hohen Nordens mit seinen »weißen Nächten«, der Mitternachtssonne und den Sommern mit übermäßiger Lichtfülle, ziehen die Nadelholzgewächse die kosmischen Wärmekräfte so stark in ihren Organismus hinein, dass es zur Bildung ätherischer Öle und Harze kommt. Die ätherischen Öle der Nadelholzgewächse haben einen sehr speziellen Bezug zum menschlichen Organismus. So wirkt die Fichte auf die Atmungsorgane.

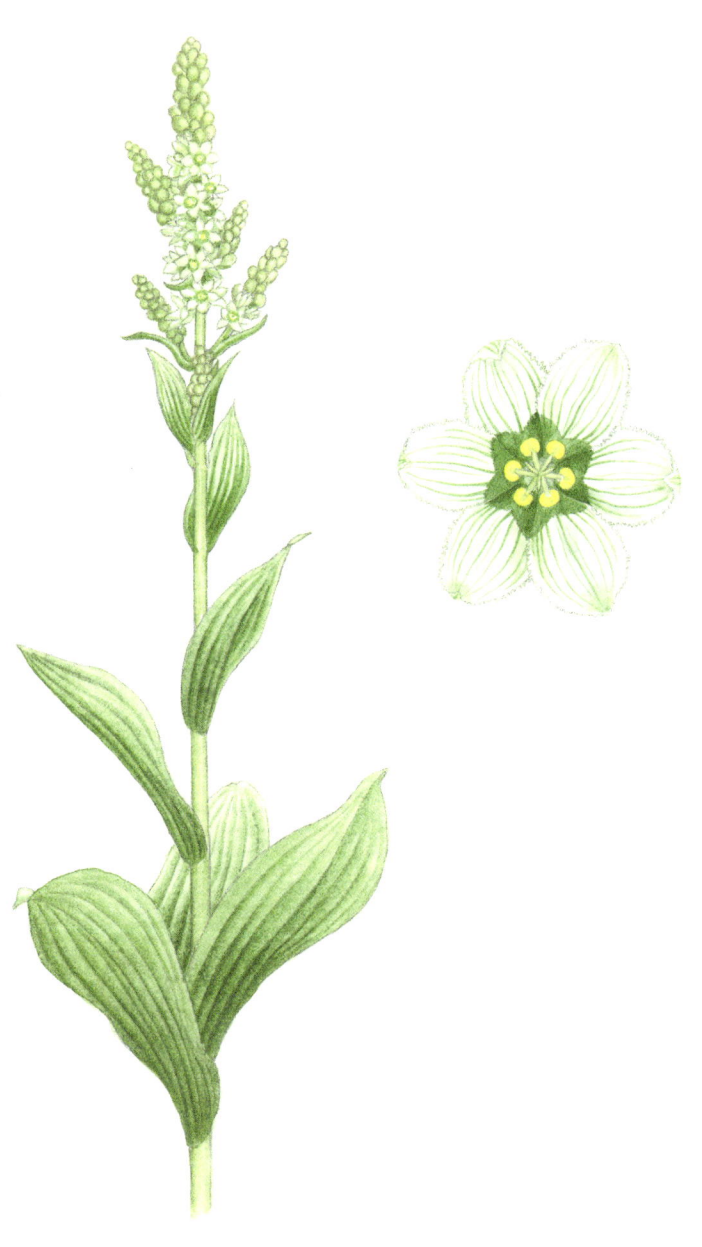

Weißer Germer

!TÖDLICH GIFTIG!
Synonyme: Brechwurz, Gärwere, Germander, Germel, Germerwurzel, Läusekraut, Weiße Nieswurz
Wissenschaftlicher Name: Veratrum album L.
Familie: Melanthiaceae (Germergewächse)
Heimat: Gebirgszüge der Alpen und des Jura bis 2000 Meter Höhe
Inhaltsstoffe: stark giftige Alkaloide

Beschreibung

Der Weiße Germer ist eine imposante Erscheinung auf feuchten Wiesen gebirgiger Regionen. Er ist tödlich giftig. Er ähnelt dem Gelben Enzian (Gentiana lutea, S. 59) in der Statur und in den Blättern, weshalb es zu fatalen Verwechslungen kommen kann, solange die Pflanzen nicht blühen! Über die Anordnung der Blätter lassen sich die beiden unterscheiden, dennoch ist höchste Vorsicht geboten: Die bis zu 30 Zentimeter langen, ovalen, elegant geschwungenen Blätter des Weißen Germers stehen schraubig, den Stängel umfassend. Auf 360 Grad sind drei Blätter verteilt. Beim Gelben Enzian stehen sich immer zwei Blätter gegenüber, und die Blattpaare sind im 90-Grad-Winkel zueinander angeordnet. Im botanischen Fachjargon heißt das kreuzgegenständig.

Aus dem kurzen, walzenförmigen Wurzelstock des Weißen Germers, aus dem zahlreiche dünne Würzelchen wachsen, entwickelt sich ein bis zu 1,50 Meter langer, dicht behaarter Stängel. Nur im unteren Bereich sind die Blätter 30 Zentimeter lang, nach oben hin werden sie immer kleiner und spitziger. Der obere, verzweigte Abschnitt der Pflanze ist von Juli bis August von Blüten dominiert, die so dicht stehen, dass die Stängel darunter kaum mehr auffallen. Die etwa einen Zentimeter groß werdenden, weißen bis grünlich-weißen, sechsblättrigen Einzelblüten lassen die Verwandtschaft mit den Liliengewächsen erahnen, entwickeln aber trotz ihres zauberhaften Aussehens einen eher aufdringlichen Duft, insbesondere in der Sommerhitze. Der Weiße Germer blüht erst, wenn er mehrere Jahre alt ist.

Verwendung
Weißer Germer gilt als *das* homöopathische Notfallmedikament bei Kreislaufstörungen. Die Homöopathie setzt durch Potenzierung verdünnte Zubereitungen der Wurzel zudem gegen niedrigen Blutdruck, Depressionen, Migräne sowie gegen Bronchitis bei älteren Menschen ein. Niedrigere Potenzen kommen bei Durchfällen, Nahrungsmittelvergiftungen, Ischias, Wadenkrämpfen und Neuralgien zur Anwendung.
Vorsicht: Der Weiße Germer ist tödlich giftig und nur unter Kontrolle von medizinischem Fachpersonal anzuwenden!

Wissenswertes
Der wissenschaftliche Name *Veratrum* leitet sich vermutlich von lateinisch *verus* = wahr ab. Um zu verstehen, was der niesreizauslösende Weiße Germer mit Wahrheit zu tun hat, müssen wir auf die Säftelehre des Hippokrates (ca. 460-370 v. Chr.) zurückgreifen. Nach dieser Lehre wirkte das Niesen gegen alle Arten psychischer Erkrankungen. Diesen läge eine Verschleimung des Gehirns zugrunde, die das kräftige Niesen beseitige, schrieb Hippokrates. Das kräftige Niesen würde den Verstand schärfen und bestätigen, dass ein wahres Wort gesprochen wurde. Dass wir uns noch heute beim Niesen Gesundheit wünschen, geht auf diese Einschätzung zu-

rück. Der deutsche Name Germer kommt vom althochdeutschen *hram* = Marterwerkzeug, was sich auf den scharfen, stechenden Geruch beziehen soll.

Nicht verwechseln sollte man den auch als Weiße Nieswurz bezeichneten Weißen Germer mit der zu den Hahnenfußgewächsen gehörenden Christrose (Helleborus niger), die ebenfalls als Nieswurz bekannt ist und als eine der ersten Frühlingsboten ihre weißen Blüten öffnet. Ihren Namen erhielten beide, weil sie in Niespulvermischungen ihre Wirkung tun. So enthält der Schneeberger Schnupftabak Spuren der getrockneten Wurzel des Weißen Germers. Die Menge ist so gering, dass der Verwender keine Sorge vor Vergiftung haben muss. Wer häufiger diesen Tabak schnupft, muss allerdings gelegentlich mit Nasenbluten rechnen.

In der Antike war der Weiße Germer als Pfeilgift in Gebrauch, und auch so mancher Giftmord wurde mit ihm ausgeübt. Da er auch für Tiere giftig ist, setzte man ihn früher zur Läusebekämpfung sowie in Ködern zum Vogel- und Fischfang ein. Die Bauern sehen den Weißen Germer gar nicht gerne, da er den Boden auslaugt und auch Weidevieh an ihm zugrunde gehen kann, das ihn aus Unerfahrenheit frisst. Ältere Tiere rühren die Pflanze nicht an.

Weißer Germer anders betrachtet

Der Weiße Germer staut seine Kräfte lange in der Wurzel, bevor er eilig kerzengerade gen Himmel strebt. Den Stängel entlang nach oben werden die Blätter immer kleiner und schmaler, bis die Blüten sie ablösen. Er kommt einem wie ein ruhig gespannter Bogen vor, der nach langer Kontemplation den Pfeil mitten ins Ziel treffen lässt und dabei eine gewisse Derbheit der Pflanze verfeinert. Diese Kraft mag es sein, die den Weißen Germer zum schnell wirksamen Mittel gegen Kreislaufstörungen werden lässt.

Gewöhnliche Goldrute

Synonyme: Edelwundkraut, Fuchsschwanz, Goldwundkraut, Heydnisch Wundkraut, Machtheilkraut, Petrusstab, Schoßkraut, St. Petrus-Stab-Kraut, Waldkraut, Wundkraut
Wissenschaftlicher Name: Solidago virgaurea L.
Familie: Asteraceae (Korbblütengewächse)
Heimat: Europa, Asien, Nordafrika und Nordamerika
Inhaltsstoffe: Flavonoide, Phenolcarbonsäuren, Saponine, Phenolglykoside

Beschreibung

Sie wird ihrem Namen gerecht: Die mehrjährige Goldrute leuchtet kräftig goldgelb aus der Ferne mit ihren bis zu einem Meter hoch wachsenden Stängeln, die auf trockenen Böden gedeihen. Die gelben, 10 bis 15 Millimeter großen Korbblüten blühen von August bis Oktober locker verteilt entlang der oberen Hälfte des Stängels und muten von weitem an wie ein buschiger Schwanz. Daher rührt auch der im Volksmund gebräuchliche Name Fuchsschwanz.

An einer Besonderheit erkennt man die Gewöhnliche Goldrute schnell. Wie bei allen Korbblütlern ist jeder auf den ersten Blick wie eine Blüte aussehende Blütenkopf aus mehreren kleinen Einzelblüten zusammengesetzt. Die Röhrenblüten, die die Mitte dieser zusammengesetzten Korbblüte bilden, sind von so genannten Zungenblüten umgeben, die ein langes Blütenblatt nach außen strecken. Dieser Zungenblütenkranz ist bei Korbblütlern normalerweise lückenlos, so wie wir es von der Sonnenblume oder dem Gänseblümchen kennen. Bei der Goldrute fehlt jedes zweite Zungenblütenblatt, der Kranz hat also Lücken. Diese fallen jedoch

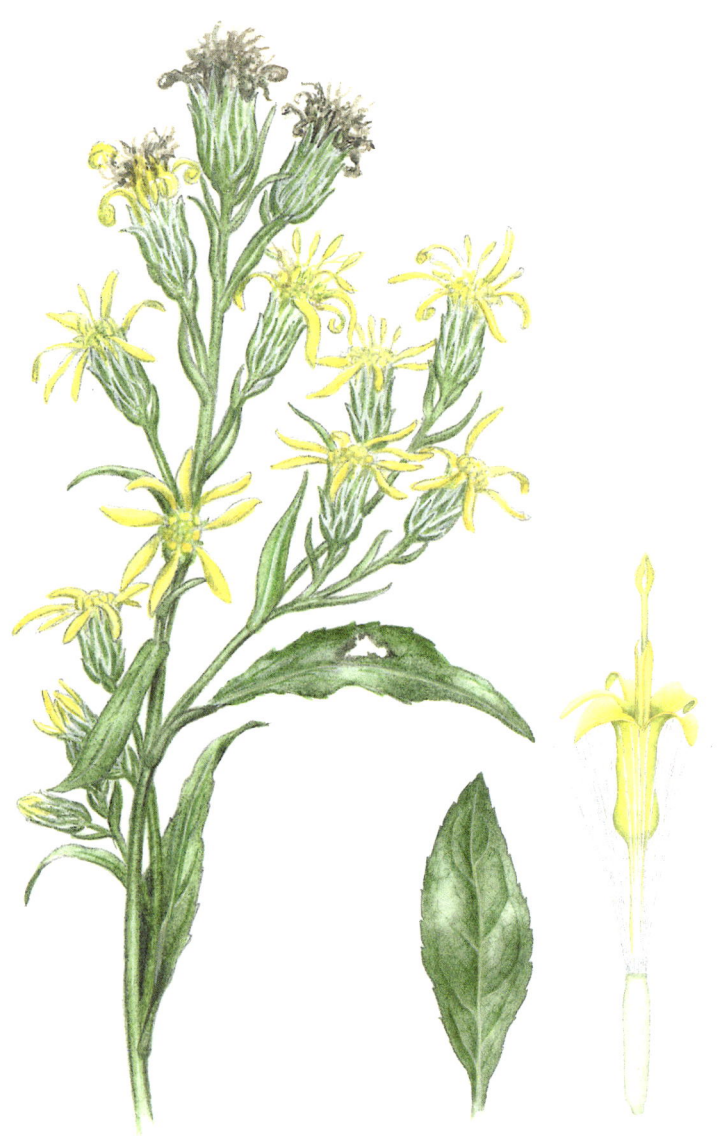

nicht auf, weil in jede Lücke ein Zungenblatt der Nachbarblüte hineinragt. Zusammen bilden die Blüten der Goldrute einen dichten Blütenteppich.

Ähnlichkeit hat die Gewöhnliche Goldrute mit der bei uns im 19. Jahrhundert eingeschleppten Kanadischen Goldrute (Solidago canadensis) oder Riesengoldrute, die sich gerne massenhaft an Waldrändern, Seeufern und Bahndämmen ausbreitet. Sie ist größer als die Gewöhnliche Goldrute und unterscheidet sich durch kleinere Korbblüten, die in einer spitz zulaufenden Blütenrispe angeordnet sind.

Verwendung

Die Goldrute hat eine entwässernde, entzündungshemmende sowie antimykotische Wirkung und entspannt die glatte Muskulatur. Sie findet Verwendung bei entzündlichen Blasenerkrankungen, bei Harnsteinen und Nierengrieß. Da sich eine verbesserte Harnausscheidung positiv auf den Stoffwechsel auswirkt, unterstützt die Goldrute Rheuma- und Gichttherapien sowie die Behandlung der zu übermäßiger Schweißbildung neigenden Haut.

Wissenswertes

Der wissenschaftliche Name *Solidago* leitet sich wahrscheinlich entweder von lateinisch *solidus* = fest oder von *solidare* = zusammenfügen, gesund machen ab und beschreibt die Heilkraft der Pflanze. Der Namenszusatz *virgaurea* setzt sich aus lateinisch *virga* = Rute und *aurea* = golden zusammen und entspricht der deutschen Bezeichnung Goldrute.

Die ersten schriftlichen Erwähnungen der Goldrute finden sich bei dem spanischen Arzt Arnald von Villanova (1240-1311), der die Pflanze bei Blasenleiden empfahl.

Der deutsche Botaniker, Arzt und lutherische Prediger Hieronymus Bock (1498-1554) ging davon aus, dass bereits die Germanen die Goldrute verwendeten, vor allem zur Behandlung von Wunden, und dass sie sie vorsorglich sammelten, wenn kriegerische Auseinandersetzungen anstanden. Martin Luther (1483-1546) soll seine zahlreichen Gebrechen mit Goldrutenkraut behandelt haben.

Im Mittelalter war die Goldrute unter dem Namen Heydnisch Wundkraut bekannt. Während der Christianisierung versuchte man — vergeblich —, sie in St. Petrus-Stab-Kraut umzubenennen. Die Menschen hielten hartnäckig an der alten Bezeichnung fest.

Goldrute anders betrachtet

Die Goldrute enthält Saponine. Mit Wasser aufgeschüttelt, bilden sie einen seifenartigen Schaum. Sie verbinden sozusagen Luft mit Wasser. Dies macht unter anderem die Heilwirkung der Goldrute aus. Luft und Wasser durchdringen sich im menschlichen Körper in der Lunge, im Blut, in den Drüsen, in der Haut und in den Nieren. Auf diese Bereiche wirkt die Goldrute ausgleichend.

Himbeere

Synonyme: Ambas, Hohlbeere, Katzenbeere, Madebeere, Mollbeere, Runtzelbeere, Waldhimbeere
Wissenschaftlicher Name: Rubus idaeus L.
Familie: Rosaceae (Rosengewächse)
Heimat: ursprüngliche Heimat Südosteuropa; heute heimisch in Europa, Asien, Nordamerika
Inhaltsstoffe: Blätter: Gerbstoffe. Früchte: Fruchtsäuren, Vitamine der B-Gruppe, Provitamin A, Vitamin C, Kalium, Phosphor, Calcium, Eisen, Magnesium. Samen: ca. 22-25 % Öl. Samenöl: hoher Anteil an ungesättigten Fettsäuren, Linolsäure (47-63 %), Linolensäure (25-40 %), Vitamin E, Carotinoide

Beschreibung

Himbeeren schmecken am besten frisch gepflückt. Wenn sie reif sind, lassen sie sich einfach vom Blütenboden abziehen, der wie ein weißer spitzer Zylinder am Strauch zurückbleibt. Die samtig weichen Früchte zergehen süß und saftig auf der Zunge, nur die Kernchen bleiben zurück und lassen sich knusprig knacken. Die Himbeere ist botanisch gesehen keine Beere, sondern eine so genannte Sammelsteinfrucht: der Zusammenschluss mehrerer Steinfrüchte, die jeweils nur einen, hartwandig umschlossenen, Samen enthalten. Beeren hingegen umschließen meistens mehr als einen Samen (z. B. Stachelbeeren). Wer genauer hinschaut, sieht gelegentlich auf den einzelnen Steinfrüchten der Himbeere kleine gelbliche Fädchen. Dies sind die Reste der Blütennarbe, eines Teils des weiblichen Pflanzenorgans.

Im Garten stehen die aufrechten, schwach dornigen Himbeerstängel, die Ruten, des ein bis zwei Meter hoch wachsen-

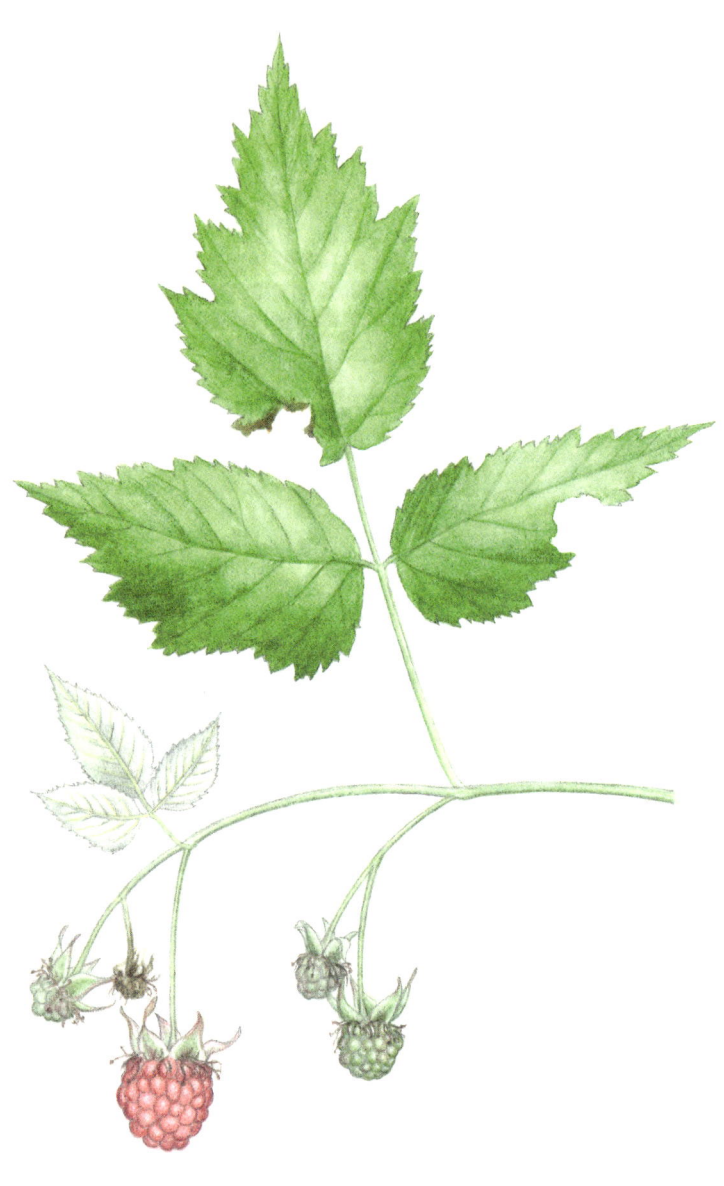

den Strauchs meist in Reihe gepflanzt und mit Drähten gehalten. Die handförmig angeordneten Laubblätter sind unterseits weiß und filzig. Im zweiten Jahr sind die Ruten von Mai bis Juni mit weißen bis rosafarbenen Blüten besetzt, die sich in lockeren Trauben gruppieren und die Verwandtschaft zur Rose verraten. Zum Winter ziehen sich die zweijährigen Ruten, die Früchte getragen haben, ganz in die Wurzeln zurück und sterben ab. Sie bleiben als trockenes Reisig stehen. Im Frühjahr treiben neue Ruten aus dem sich verzweigenden und unterirdische Ausläufer bildenden Wurzelstock aus. Die Himbeere liebt es sonnig bis halbschattig: Wild wächst sie an Waldrändern, sonnigen Waldlichtungen, Böschungen und auf Kahlschlägen.

Verwendung

Ein Tee aus den gerbstoffreichen Himbeerblättern wirkt leicht adstringierend. Er hilft bei Schleimhautentzündungen in Mund- und Rachenraum sowie bei Durchfall. Die Volksmedizin verwendet Himbeerblättertee zur Kräftigung des Zahnfleisches, bei Hautausschlägen sowie gegen Magen- und Darmbeschwerden. Hebammen empfehlen den Tee geburtsvorbereitend. Himbeersaft versüßt bittere Medizin.
Das aus den Samen gewonnene Öl findet Verwendung in der Hautpflege. Wegen seines hohen Gehaltes an ungesättigten Fettsäuren wird es in Nahrungsergänzungsmitteln eingesetzt.

Wissenswertes

Der wissenschaftliche Gattungsname *Rubus* bezeichnet die roten Früchte. Der Namenszusatz *idaeus* stammt aus der Römerzeit. Plinius erwähnte die Himbeere in seiner Naturgeschichte 23 n. Chr. und notierte, sie stamme vom Berg Ida.

Welchen er genau meinte, ist nicht bekannt, da es sowohl in der Türkei als auch auf Kreta einen Berg dieses Namens gibt. Annähernd 1900 Jahre später dichtete der französische Arzt und Begründer der Phytotherapie Henri Leclerc (1870-1955) die Namensherkunft um. In seinem Werk »Les fruits de France« erklärte er, die Nymphe Ida hätte Pate gestanden, und ersann dazu die folgende Geschichte: Ida, die Tochter des kretischen Königs Melissos, fand den damals noch jungen Göttervater Jupiter weinend in den Bergen. Sie wollte das Kind beruhigen und pflückte eine Himbeere. Als sie sich über den Strauch neigte, blieb sie mit der Brust an einem Dorn hängen. Ihr Blut tropfte auf die damals noch weißen Beeren und färbte sie für immer rot.

Der deutsche Name Himbeere, althochdeutsch Hintperi, leitet sich aus der altnordischen und angelsächsischen Vokabel *hind* = Hirschkuh ab. Himbeere bedeutet also Beere der Hirschkuh. Hirschkühe sollen eine Vorliebe für Himbeerblätter haben.

Funde von Himbeersamen in Steinzeitsiedlungen bezeugen, dass die Pflanze bereits damals bekannt war. Mittelalterliche Klöster nahmen die Himbeeren erstmalig in Kultur. Und als eine der ersten europäischen Pflanzen soll sie in Nordamerika eingeführt worden sein.

Im deutschen Aberglauben finden sich zwei Geschichten um die Himbeere: Ein verhextes Pferd soll sich bändigen lassen, wenn man ihm einen Zweig der wilden Himbeere um den Leib bindet. Und: Wie die Himbeeren reifen, so reift auch das Korn.

Schwarzer Holunder

Synonyme: Elderbaum, Holder, Holler, Husholder, Keilken, Kisseke, Schwarzholder, Schwitztee
Wissenschaftlicher Name: Sambucus nigra L.
Familie: Adoxaceae (Moschuskrautgewächse)
Heimat: Mittel- und Südeuropa, Balkanländer, Asien, Nordafrika
Inhaltsstoffe: ätherische Öle, schweißtreibende Glykoside, Flavonoide

Beschreibung

Zweimal im Jahr schenken wir dem Holunder unsere Aufmerksamkeit: von Mai bis Juli, wenn er seine weißen, schirmförmig angeordneten Blütenrispen aus vielen Einzelblütchen ausgebreitet hat, und im Herbst, wenn seine saftigen Beeren schwarzviolett glänzen. Schwer zu tragen haben dann die Äste an den herabhängenden Beerenbündeln. Die übrige Jahreszeit geht der drei bis sieben Meter hohe Strauch oder Baum unbeachtet unter im allgemeinen Grün. An seiner warzigen, unangenehm riechenden Rinde lässt er sich in dieser Zeit noch am besten erkennen. Auch ein abgebrochener Zweig hilft, ihn zu identifizieren: Das Innere ist nicht holzig, sondern von einem weichen Mark ausgefüllt. Übrigens sind es Fliegen und Hautflügler, die, durch den Duft der Holunderblüten angezogen, die Bestäubung vollziehen.

Verwendung

Der Holunder ist ein altbewährtes Mittel gegen Erkältungskrankheiten. Schon in der Steinzeit sollen die Beeren arzneilich verwendet worden sein. Sowohl als Schwitztee (aus den Blüten bereitet) im akuten Stadium als auch vorbeugend zur

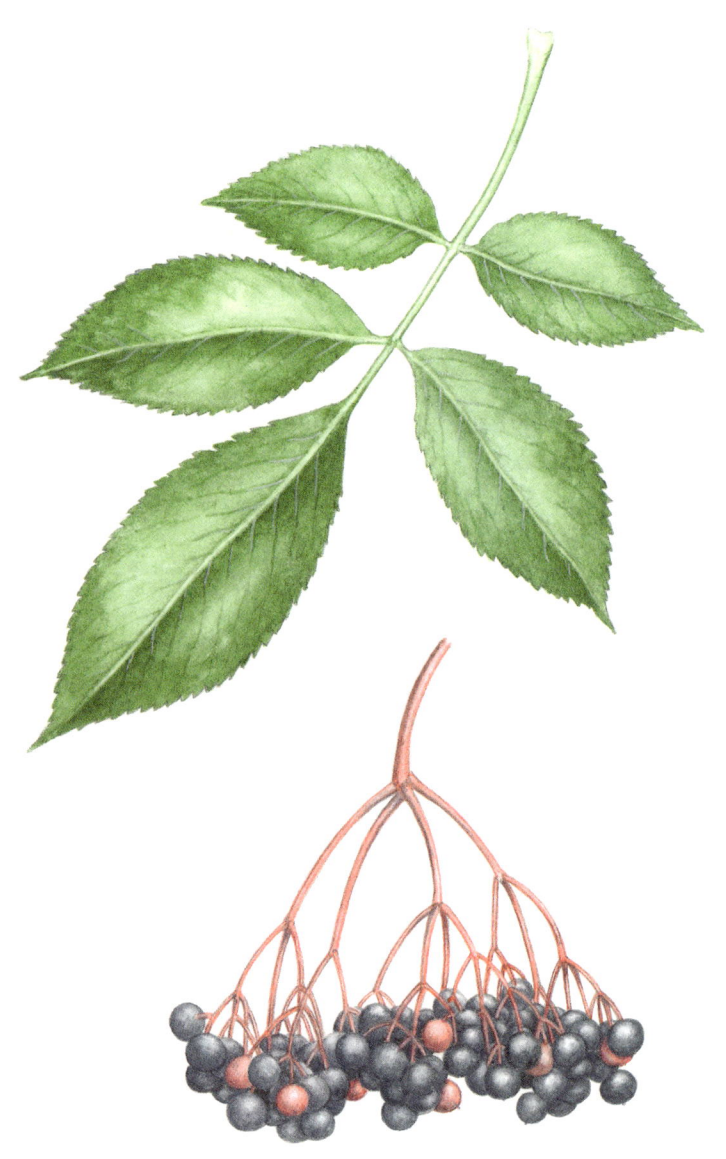

Anregung der körpereigenen Abwehrkräfte hat er sich bewährt. Saft oder Mus aus den Holunderbeeren wirkt abführend und lindert sowohl Husten wie auch Erkältungskrankheiten. Die Volksmedizin setzt einen Tee aus den Blüten zur Blutreinigung bei Hautunreinheiten und schlechtem Körpergeruch ein. Außerdem soll der Tee Rheuma- und Gichttherapien unterstützen.

Wissenswertes
Die Herkunft des wissenschaftlichen Namens ist ungewiss. *Sambucus* lässt sich am ehesten auf das indogermanische Wort *sap* oder *sab* = Saft, Geschmack zurückführen. Der Name Holler geht auf die alte Bezeichnung *hold* zurück, was so viel wie gnädig oder treu bedeutet. Eine andere Deutung des Wortes *Holdo* ist Geist. Die guoten Holden sind die guten Hausgeister, der Unhold dagegen der ungeliebte Geist. Das passt zu einer alten Legende, nach der der Holunder der Wohnsitz beschützender Hausgötter ist. Aus diesem Grund pflanzte man ihn früher häufig in die Nähe seines Hauses oder der Stallungen. Wahrscheinlich war es die Ehrfurcht vor den in ihm hausenden Göttern, die zu dem Aberglauben führte, dass demjenigen, der einen Holunder fällt, der Tod sicher sei. Wer Blätter oder Blüten pflücken wollte, hatte den Strauch erst um Erlaubnis zu fragen, um ihn nicht zu verärgern und ihn dadurch seiner Heilkraft zu berauben. In Schweden erzählt man sich, dass in der Mittsommernacht der Elfenkönig mit seinem Hofstaat unter dem Holunderstrauch zu erspähen sei, der auch das Tor zur Unterwelt wäre.
Die Skandinavier sahen im Holunder die Göttin Hel wohnen, die germanische Mythologie die Göttin Freya. Frau Holle entspricht der Göttin Hel. Der »Schnee«, der auf die Erde

fiel, wenn sie die Federkissen schüttelte, sollen weiße Holunderblüten gewesen sein.

Da Hel unter anderem als Totengöttin verehrt wurde, spielte der Holunder im Totenkult eine wichtige Rolle. Aus seinem Holz entstanden Grabkreuze, Tote wurden auf Holunderreisig gebettet, und bei der Totenwache wurde Holundertee getrunken. In Tirol werden noch heute Holunderzweige auf Gräber gesteckt. Treiben die Zweige aus, gilt dies als Zeichen dafür, dass der Verstorbene wohlwollend ins Reich der Toten aufgenommen wurde.

Wen wundert es, dass einem Baum, der so viele gute Geister beherbergen soll, enorme heilende Kräfte nachgesagt wurden? Kleidungsstücke oder Milchzähne wurden in seinem Schatten vergraben, um die Besitzer vor bösem Zauber und Krankheit zu schützen. Mithilfe von Zaubersprüchen sollte eine Krankheit vom Menschen in den Holunderstrauch übertragen werden. Ein Stück Holunderholz, am Körper getragen, sollte Krankheit abwenden. Unglück bringe es dagegen, eine Wiege mit Holunderzweigen zu zieren: Der Schmuck würde den Elfen signalisieren, dass sie das Kind mitnehmen können.

Diverse kulinarische Genüsse bergen sowohl Holunderblüten als auch -beeren. Ob Fliedersuppe und ausgebackene Blüten im Frühjahr oder Marmelade und Punsch im Herbst, diese meist selbstgemachten Delikatessen verschmäht wohl niemand. Weniger bekannt sein dürfte, dass sich aus den hohlen Stängeln des Holunders sehr einfach kleine Flöten herstellen lassen.

Holunder anders betrachtet
Der Holunder ist stark mit dem luftigen Element verbunden. Er schließt die Luft quasi in seinem Inneren ein, indem seine Stängel, Luftröhren gleich, innen hohl und mit weichem Mark gefüllt sind. Durch seine Luftigkeit hat er einen Bezug zur Niere. Eine weitere Verbindung, die ihren Ausdruck in der Blütenfärbung findet, besteht zum Schwefligen (Sulfurischen), was für gesteigerte Stoffwechselprozesse mit intensiver Wärmebildung steht. Beide Eigenarten zusammen genommen lassen den Holunder zur Heilpflanze bei Nierenerkrankungen und Erkältungen mit Schweißbildung werden.

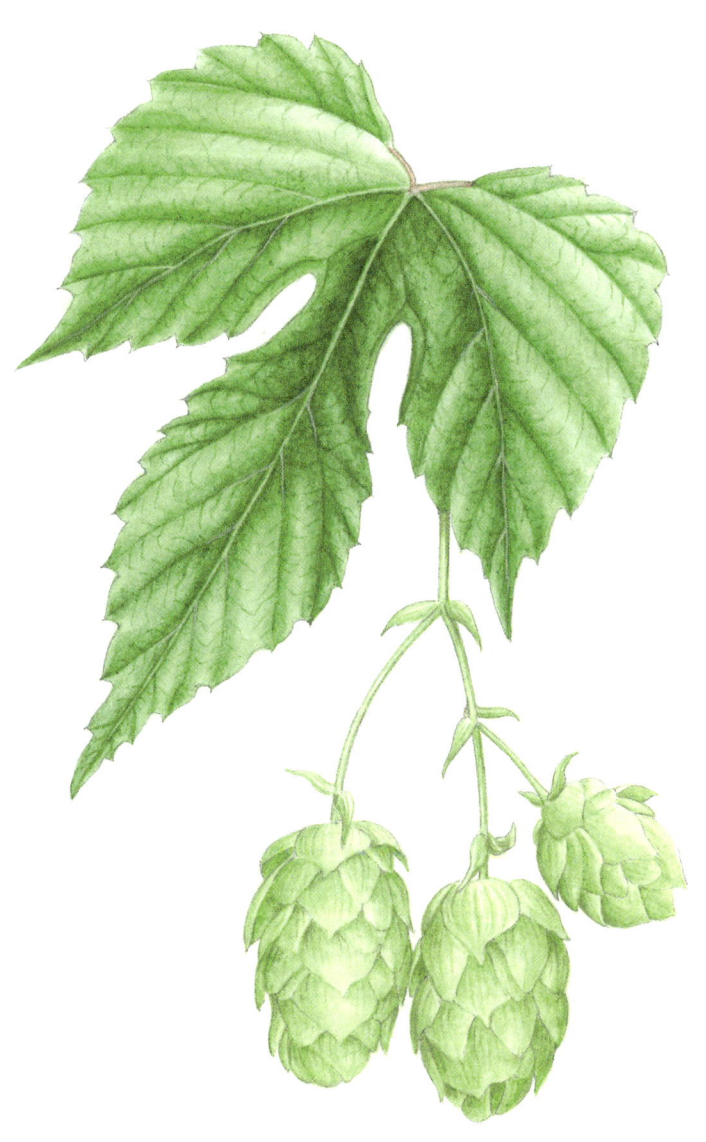

Hopfen

Synonyme: Bierhopfen, Hopf, Hoppen, Hupfen
Wissenschaftlicher Name: Humulus lupulus L.
Familie: Cannabaceae (Hanfgewächse)
Heimat: vermutlich Vorderasien und Osteuropa
Inhaltsstoffe: Harze, unter anderem Humulon und Lupulon, ätherische Öle, Polyphenole

Beschreibung

In Kultur ist er nicht zu übersehen, aber auch in heimischen Gebüschen und Auwäldern, nahe an Gewässern stehend, erkennt man ihn leicht an seinen reifenden Blütenständen. Der Hopfen, der wild wachsend drei bis sechs, in Kultur bis zu zwölf Meter lange Triebe ausbildet, schlingt sich – was selten ist für Kletterpflanzen – rechtsdrehend an anderen Pflanzen fest und ersteigt luftige Höhen mithilfe von Klimmhaaren, die sich schon bei geringster Berührung krümmen. Dabei legt er ein ordentliches Tempo vor. Innerhalb eines Tages kann ein Stängel bis zu 30 Zentimeter wachsen. Zwischen den ebenfalls rauen Blättern mit drei bis sieben Blattspitzen öffnen sich von Juli bis August die Blüten. Hopfen ist zweihäusig, das heißt, es gibt Pflanzen mit rein männlichen und Pflanzen mit rein weiblichen Blüten. Die männlichen, unscheinbar grünlich-weißen Blüten des Hopfens blühen in locker stehenden Rispen. Die weiblichen, vom Wind bestäubten Blütenstände sind es, die uns vertraut und für den Hopfen charakteristisch sind. Die an sich unscheinbaren Blüten stehen dicht gedrängt von Hüllblättern umgeben, die das Gebilde wie eine Ähre aussehen lassen, die sich mit der Zeit zum so genannten Hopfenzapfen vergrößert. Bis zu 60 Einzelblütchen sind darin vereint. Die schuppigen Hüllblätter dieser Zapfen, die dem reifen Samen als Flughilfe dienen, sind mit Drüsen besetzt, die Lupulin ausscheiden, ein klebriges Pulver aus Harzen und ätherischen Ölen. Im Winter zieht sich der mehrjährige Hopfen in seine Wurzeln zurück, seine überirdischen Triebe sterben komplett ab. Im Frühjahr treibt er aus unterirdischen Erneuerungsknospen frisch aus. Von diesen Punkten ausgehend, lässt sich der Hopfen vegetativ vermehren, wenn man sie von der Mutterpflanze abtrennt und die Knospen ihr eigenes Wurzelsystem ausgebildet haben.

Verwendung
Medizinische Verwendung finden meistens die weiblichen Blütenstände, die kurz vor der Fruchtreife geerntet werden, wenn sich die Schuppen der Hopfenzapfen noch nicht ablösen. Um die Ausscheidungen der Lupulindrüsen getrennt zu gewinnen, siebt man die getrockneten Hopfenzapfen. Beim Schütteln fallen die drüsenbesetzten Deckblätter ab, Endprodukt dieser Prozedur ist ein grünlich-gelbes, leicht klebriges Pulver.
Hopfen verfügt über diverse Heilkräfte. Er ist neben Baldrian eines der wichtigsten pflanzlichen Mittel gegen nervöse Erregung, Einschlafstörungen und leichte Depressionen. Zudem wirkt er appetitanregend, antibakteriell und entzündungshemmend. Die Homöopathie setzt Hopfen zusätzlich als Magenmittel bei nervös bedingten Magenbeschwerden ein. Die Hausmedizin behandelt mit ihm Blasenentzündungen, Geschwüre und Hautverletzungen.

Wissenswertes

Der wissenschaftliche Name *Humulus* ist vermutlich die latinisierte Form der germanischen Bezeichnungen für Hopfen, *humilo*, *hymele* beziehungsweise *humili*, die sich alle von dem aus dem Ural stammenden Wort *qumlix* ableiten. Der Namenszusatz *lupulus* soll von lateinisch *lupus* = Wolf herrühren und könnte die Eigenart des Hopfens beschreiben, sich so wie der Wolf, der sich in seiner Beute festbeißt, in Sträucher hineinzuwinden. Lupus ist allerdings auch eine alte Bezeichnung für Hauttuberkulose. Da die reifen Früchte des Hopfens ähnlich aussehen wie diese Hauterkrankung, könnte der Name auch daher rühren.

Hopfen ist am bekanntesten als Bestandteil des Bieres. Er ist nicht nur für den würzigen Geschmack verantwortlich, sondern verbessert auch die Schaumfestigkeit und die Haltbarkeit des Bieres. Für die Bierherstellung verwendet man ausschließlich die weiblichen Blüten, die allerdings nicht befruchtet sein dürfen. Gelangen Samen in das Bier, fällt der Schaum wesentlich schwächer aus. Deshalb nehmen die Hopfenanbauer nur weibliche Pflanzen in Kultur. Deren Pflege ist anspruchsvoll. Die Kletterpflanze benötigt riesige Spaliere mit sieben Meter langen Holzstämmen und Drahtgeflechten, die die Hopfenanbaugebiete weithin sichtbar prägen. Der Anbau gilt als Sonderkultur und wird zertifiziert, qualitätsgarantierende Siegel dokumentieren die Anbaurechte. Das weltweit größte Hopfenanbaugebiet ist übrigens Deutschland.

Die Geschichte des Bieres geht weit zurück, wobei man unter Bier im weiteren Sinne ein alkoholisches Getränk versteht, das aus vergorenem Getreide gebraut ist. Bereits die Sumerer übten sich etwa 4.000 bis 2000 vor Christi Geburt in der Braukunst. Auf einer Tontafel, die im heutigen Irak gefunden wurde, ist das älteste Bierrezept eingeritzt. Für Ägypter war Bier neben Brot ein Grundnahrungsmittel. Auch in Mitteleuropa soll schon im 16. Jahrhundert vor Christi Geburt ein bierähnliches Getränk gebraut worden sein. Allerdings machen die Quellen widersprüchliche Angaben über die Brauzutaten. Fest steht, dass dem Bier Honig zum Süßen und verschiedene Pflanzen zugesetzt wurden, um es haltbarer oder schmackhafter zu machen. Dazu zählten Eichenrinde, Myrte oder Johanniskraut und berauschende Kräuter wie Bilsenkraut und Stechapfel. Wann der Hopfen ins Spiel kam, ist nicht eindeutig. Siedlungsfunde belegen, dass Hopfen bereits in der Jungsteinzeit, als die Menschen begannen, sesshaft zu werden, in ganz Europa Verwendung fand. Vermutlich nutzten sie ihn aber ausschließlich als Arzneipflanze oder Gewürz, denn es wurden nur geringe Mengen gefunden. Urkundlich gesichert sind die im Mittelalter für die Bierbrauerei angelegten Hopfengärten, die auf Pippin den Jüngeren (714-768), den Vater Karls des Großen, zurückgehen, der sie im Jahr 768 der Abtei St. Denis bei Paris schenkte. Das mit Hopfen abgerundete Bier wurde für die Klosterbewohner eine wichtige Fastenspeise, die nicht nur nahrhaft war, sondern gleichzeitig die sexuelle Erregung dämpfte, was auf östrogenartig wirkende Inhaltsstoffe des Hopfens zurückzuführen ist. Im slawischen Raum galt Hopfen hingegen als Fruchtbarkeitssymbol, die dortigen Volksstämme überschütteten ihre Bräute mit Hopfen und bekränzten sie damit. Phytoöstrogenhaltige Pflanzen sollen den Geschlechtstrieb bei Männern hemmen, bei Frauen hingegen fördern. Die medizinische Bedeutung des 2007 zur Arzneipflanze des Jahres gekürten Hopfens wurde in Europa erst verhältnismäßig spät dokumentiert. Seine schlaf- und verdauungsfördernde Wirkung soll erstmals der arabische Arzt und Botaniker Abdullah Ibn al-Baytar (1197-1248) beschrieben haben, der in Spanien lebte. Die Äbtissin Hildegard von Bingen (1098-1179) und der Regensburger Bischof und Doctor universalis Albertus Magnus (um 1200-1280) betonten in ihren Schriften die konservierende Wirkung des Hopfens. Das Wissen um seine beruhigende Eigenschaft ging weitestgehend verloren und erlebte erst im 18. Jahrhundert seine Renaissance. Damals halfen dem englischen König George III. (1738-1820) Hopfenkissen gegen Schlafstörungen. Der bedeutende Arzt Christoph Wilhelm Hufeland (1762-1836) entdeckte Hopfen als Bittermittel für die Verdauung und als beruhigendes Nervenmittel. Johann Christian August Clarus (1774-1854) empfahl in seinem »Handbuch der speziellen Arzneimittel« den Hopfen gegen Appetitlosigkeit bei Magenkatarrhen, für die Magenschleimhaut und bei Schlaflosigkeit. Unabhängig von europäischen Berichten ist die Verwendung des Hopfens auch von nordamerikanischen Indianerstämmen und aus der ayurvedischen Medizin bekannt.

Doch Hopfen ist nicht nur Arzneipflanze und Grundlage des Bieres. Der römische Gelehrte Plinius der Ältere (etwa 23-79 n. Chr.) berichtete, dass die jungen Sprosse wie Spargel zubereitet munden. Außerdem lassen sich aus der Pflanze Naturfasern gewinnen, die allerdings so spröde sind, dass sie nur gröbere Gewebe und Seile ergeben.

Hopfen anders betrachtet
Geradezu ruhelos und eilig klettert der Hopfen in schwindelerregende Höhen hinauf, bevor er innehält und an gestauchten Stängeln seine Blüten und Früchte bildet, die schwer herabhängen und einen Kontrast zu diesem gestreckten Wachs-

tum setzen. Diese Blüten sind unscheinbar. Dafür verstärkt der Hopfen mit Lupulin, das aromatisch duftend die weiblichen Blüten umgibt, die Blütenwirkung. Der Hopfen hat seine Blühkraft sozusagen konzentriert. Nach überschießendem Wachsen folgt eine Verdichtung und Verinnerlichung. Dieses Bild könnte den nervösen Menschen widerspiegeln, der nicht zur Ruhe kommt und erst im Moment tiefster Erschöpfung in einen traumlosen Schlaf fällt.

Echtes Johanniskraut

Synonyme: Blutkraut, Hartheu, Jesuswundenkraut, Johannisblut, Konradskraut, Wundkraut
Wissenschaftlicher Name: Hypericum perforatum L.
Familie: Hypericaceae (Johanniskrautgewächse)
Heimat: ursprünglich aus Europa/Sibirien; weit verbreitet von Mittelsibirien bis China und Nordafrika; in Ostasien, Nord- und Südamerika, Australien und Neuseeland eingeschleppt
Inhaltsstoffe: ätherische Öle, Flavonoide, Harze, Gerbstoffe, Hypericin

Beschreibung
An den Tupfen ist es sofort erkennbar: Gegen das Licht gehalten, sehen die grünen Blätter des Johanniskrauts wie durchlöchert aus. Die vermeintlichen Löcher sind Sekretbehälter, die eine Flüssigkeit aus ätherischen Ölen und Harz enthalten. Ein zweites sicheres Erkennungszeichen ist der Farbumschlag der zerriebenen fünfblättrigen Blüten von leuchtend gelb zu blutrot, der charakteristischen Farbe des Johanniskrautöls. Die mehrjährige Johanniskrautpflanze wird bis zu 90 Zentimeter hoch. Die reich verzweigten, verholzten Stängel sind von Mai/Juni bis August/September über und über mit den fünfstrahligen Blüten übersät. Zu finden ist diese Pflanze, deren Blätter dicht von Öldrüsen überzogen sind, an Wegrändern, Dämmen, Feldrainen, in lichten Wäldern und Gebüschen, am liebsten in der vollen Sonne, die sie für ein üppiges Wachstum benötigt.

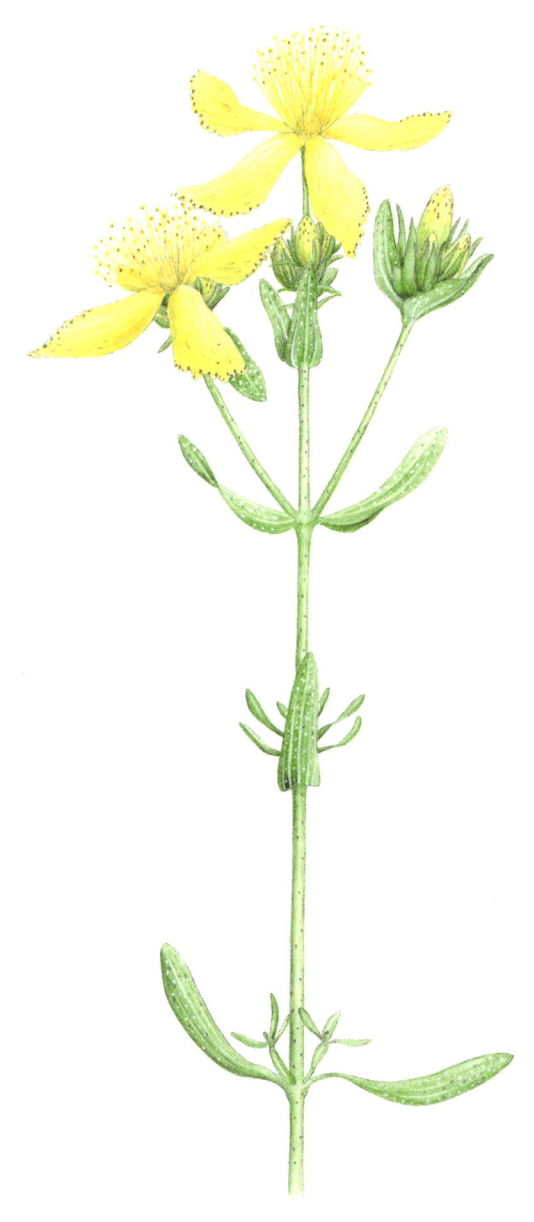

Verwendung
Bekannt ist Johanniskraut aus der Therapie leichter bis mittelschwerer Depressionen. Es regt zudem die Blutzirkulation an und trägt Aufbau- und Ernährungsprozesse bis in die Nerven- und Sinnessphäre hinein. Einreibungen mit dem charakteristischen Rotöl helfen bei Nervenschmerzen, Rheuma, Hexenschuss und Verstauchungen. Mit seinen beruhigenden, schmerzlindernden und wundheilenden Eigenschaften hilft es nicht nur bei Witterungsschäden, Schrunden und Reizungen der Haut, die mit Rötungen einhergehen, sondern auch bei leichten Verbrennungen. Doch wie passt der Einsatz gegen Verbrennungen mit der oft zitierten Photosensibilisierung durch Johanniskraut zusammen? Tatsächlich reagiert die Haut nach einer innerlichen Anwendung von Johanniskraut stärker auf Sonneneinstrahlung. Das konnte man jedenfalls bei Tieren beobachten: Weidetiere mit heller Haut, die extrem viel Johanniskraut gefressen hatten, entwickelten Hautausschläge mit Bläschenbildungen. Beim Menschen lassen sich solche Effekte, wenn überhaupt, erst nach einer drastischen Überdosierung mit Johanniskraut-Präparaten erreichen.

Wissenswertes
Der Name *Hypericum* leitet sich von griechisch *hyper* = über und *ericos* = Bild ab. Eine passende Beschreibung der Blätter, deren helle Sekretbehälter durchscheinend sind.
Diese löchrig wirkenden Blätter regten die Phantasie der Menschen vielfältig an. Paracelsus (1493-1541) waren sie ein Hinweis auf die wundheilende, antiseptische und ausleitende Wirkung des Johanniskrauts. Er glaubte, darin die Fähigkeit der Pflanze zu erkennen, bei allen offenen Stellen der

Haut, sowohl innerlich als auch äußerlich, zu helfen und auch etwas über die Poren ausscheiden zu können. Über die Frage, woher diese Blattmale kommen, ersannen die Menschen die Legende vom Teufel, der in seiner Wut über die außerordentliche Heilkraft mit einer Nadel über das Kraut hergefallen sei und es tausendmal durchlöchert habe. Andere Legenden beschäftigen sich mit der roten Farbe des Johanniskrautöls. Einer Version zufolge soll die Pflanze aus dem Blut Johannes' des Täufers hervorgegangen sein, eine andere erzählt, der Jünger Johannes habe unter dem Kreuz Christi die vom Blut des Erlösers getränkte Pflanze gesammelt. Unverändert geblieben ist im Laufe der Zeit die Namensgebung Johanniskraut, die sich zudem dadurch manifestierte, dass die Ärzte und dienenden Brüder des Johanniterordens, deren Namenspatron Johannes der Täufer ist, Hypericum zur Zeit der Kreuzzüge zur Wundbehandlung einsetzten.

Den roten Saft, der beim Zerreiben der Blüten hervorquillt, deuteten die germanischen Völker als Blut des Sonnengottes Baldur, der sich zur Sonnenwende der Erde opferte. Das passt wieder gut zur Hochblütezeit des Johanniskrauts. Wenn es zu Johanni (24. Juni), drei Tage nach der Sonnenwende, in schönster Blüte steht und die volle Kraft der Sommersonne in sich trägt, soll es am heilkräftigsten sein.

Wegen seiner Fähigkeit, Dämonen zu verjagen, wurde das Johanniskraut auch als »fuga daemonum« (Jageteufel) bezeichnet und an die Türen und Fenster der Häuser und Ställe gesteckt, um Gewitter und Behexung fernzuhalten.

Übrigens eignet sich ausgekochtes Johanniskraut auch zum Färben von Textilien, es entsteht dabei allerdings kein roter, sondern ein gelber bis gelbgrüner Farbton.

Johanniskraut anders betrachtet

Die leuchtend gelben Blüten des Johanniskrauts, die sich auf geraden Stängeln der Sonne entgegenrecken, sind zur Zeit der Sommersonnenwende am inhaltsstoffreichsten. Sein sonnenhaftes Wesen scheint sich darin auszudrücken. In strengem Gegensatz zu der üppigen Blütenfülle steht das trockene, harte Holz der Pflanze. Was sich zwischen Blüte und Spross entwickelt, hat die Tendenz, sich zusammenzuziehen, zu vertrocknen. Ein Formungscharakter findet hier seinen Ausdruck, der zu sehr im Fluss Befindliches zur Ordnung ruft. In diesem Spannungsfeld drücken sich die vielseitigen Wirkungen dieser heilkräftigen Pflanze aus. Als Lichtpflanze vertreibt sie die Düsterheit im Menschen, hilft innerlich so bei depressiven Verstimmungen, äußerlich bei Sonnenbrand. Als Ordnerin unterstützt sie den Organismus bei allen Aufbauprozessen der Nerven-Sinnes-Organe.

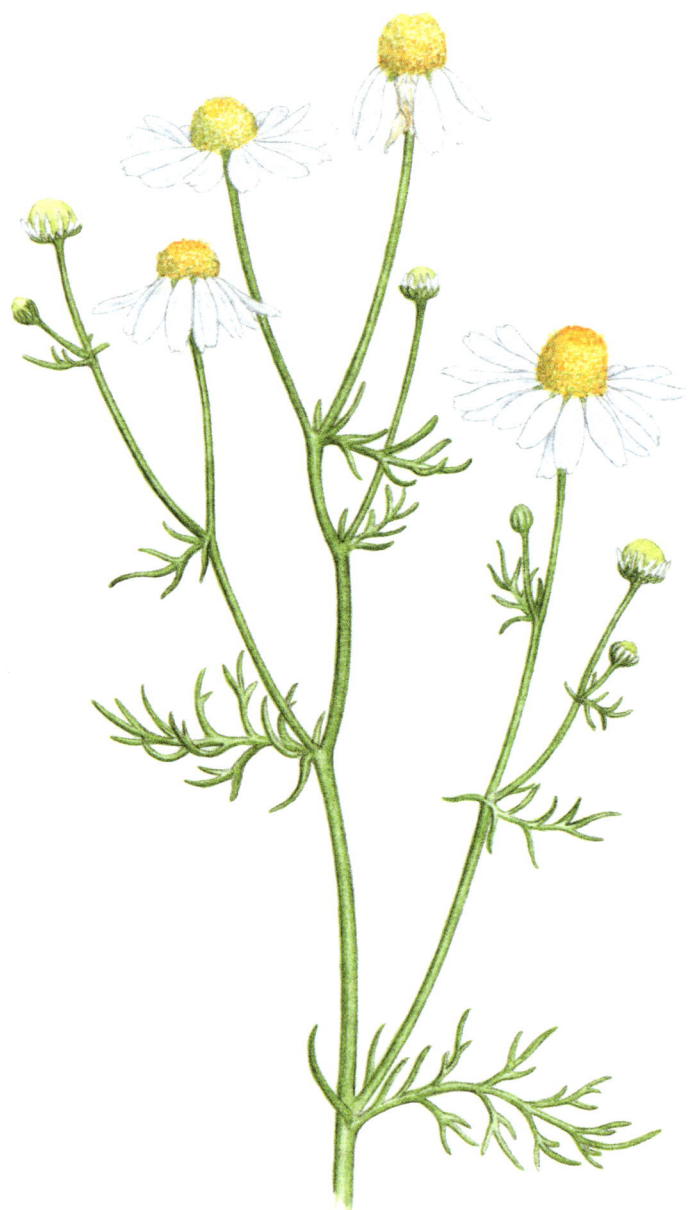

Echte Kamille

Synonyme: Apfelkraut, Deutsche Kamille, Feldkamille, Hermel, Kummerblume, Mägdeblume
Wissenschaftlicher Name: Matricaria chamomilla L.
Familie: Asteraceae (Korbblütengewächse)
Heimat: Europa
Inhaltsstoffe: ätherische Öle, zum Beispiel Matricin, Chamazulen und Alpha-Bisabolol, außerdem Flavonoide, Cumarine

Beschreibung

Bei Kamille wird sicherlich manch ungute Erinnerung an schlecht schmeckende Tees in der Kindheit geweckt. Oder man denkt an bunte Feldränder im Sommer, an denen die Kamille von Mai bis Juni duftende gelb-weiße Farbtupfer bildet. Bis zu 50 Zentimeter hoch werden die ein- bis zweijährigen Pflanzen, die ein filigranes Blattwerk ziert, das unter den dicht stehenden Blütenköpfen wie Federspitzen hervorlugt. Wie alle Korbblütler besteht bei der Kamille der Blütenkopf aus einer Vielzahl einzelner Blüten: gelben mit ganz kurzen Blütenblättern und den äußeren, die zusätzlich ein langes weißes Blütenblatt besitzen. Sie bilden den charakteristischen weißen Blütensaum. Neben der Echten Kamille gibt es viele Verwandte, die auf den ersten Blick kaum voneinander zu unterscheiden sind. Ein sicheres Zeichen der Echten Kamille sind die hohlen Blütenböden: In einem vorsichtig längs zerteilten Blütenköpfchen wird dieses sichere Zeichen sichtbar. Wer Kamille für Tee sammeln möchte, sollte unbedingt darauf achten, da die sehr ähnliche Hundskamille zu unangenehmen allergischen Reaktionen führen kann.

Verwendung
Die Kamille besitzt vier Haupteigenschaften: Sie ist entzündungshemmend, krampflösend, beruhigend und wirkt gegen Blähungen. Daraus leitet sich eine Vielzahl von Verwendungsmöglichkeiten ab. Kamillentee beruhigt und lindert akute Magenbeschwerden, chronische Magenschleimhautentzündungen und Magengeschwüre. Äußerlich behandelt man mit der Kamille schlecht heilende Wunden sowie Entzündungen und Reizerscheinungen im Anal- und Vaginalbereich. Sie ist eine wichtige Heilpflanze in der Frauenheilkunde. Bei Entzündungen der Mund- und Rachenschleimhaut und des Zahnfleisches helfen Kamillespülungen. Chronischer Schnupfen sowie Entzündungen im Nasen-Rachen-Raum und in den Nebenhöhlen können mit Kamilledampfbädern behandelt werden.

Als homöopathisches Mittel wird die Kamille bei überempfindlichen Sinnesorganen und sensiblen Nerven eingesetzt, zum Beispiel bei Gesichtsneuralgien, stechenden Kopfschmerzen, entzündeten Augen und Ohren, Zahnschmerzen sowie stechenden Schmerzen im Bereich der Verdauungsorgane. Zahnende Kinder lassen sich mit der Kamille beruhigen.

Wissenswertes
Der Name Kamille leitet sich vom wissenschaftlichen Namenszusatz *chamomilla* ab, der sich wiederum aus dem griechischen *chamai* = auf der Erde und *melon* = Apfel zusammensetzt – ein auf dem Boden wachsender Apfel. Die Blüten duften tatsächlich etwas nach Apfel, wenn man sie zwischen den Fingern zerreibt. Der erste wissenschaftliche Name der Echten Kamille, *Matricaria*, rührt vom lateinischen *matrix* =

Gebärmutter her, was zeigt, wie eng der Bezug dieser Heilpflanze zur Frauenheilkunde ist.
Kamille begleitet die Menschen schon sehr lange, sowohl bei den Germanen, Ägyptern, Griechen als auch bei den Römern finden sich vielseitige Hinweise auf ihre Heilkräfte. Ägypter und nordische Völker weihten sie ihren Sonnengöttern. In manchen Gegenden Europas hängte man getrocknete Kamillesträuße in der Stube auf: Beträte eine Hexe den Raum, würde sich der Strauß bewegen, hieß es.

Kamille anders betrachtet
Die Kamille ist die freundliche Mutter unter den Pflanzen. Nicht nur, dass ihre entkrampfende Seite in der Frauenheilkunde vielseitig hilfreich ist, sondern auch ihr Wesen drückt etwas wohltuend Warmes aus. In der Sonne leuchtet sie, ist aber nie grell, sondern weich und anschmiegsam. Im Hohlraum des zerteilten Blütenkopfes könnte man eine Gebärmutter sehen. Das ätherische Öl der Kamille färbt sich bei der Destillation blau und drückt dadurch etwas Beruhigendes aus.

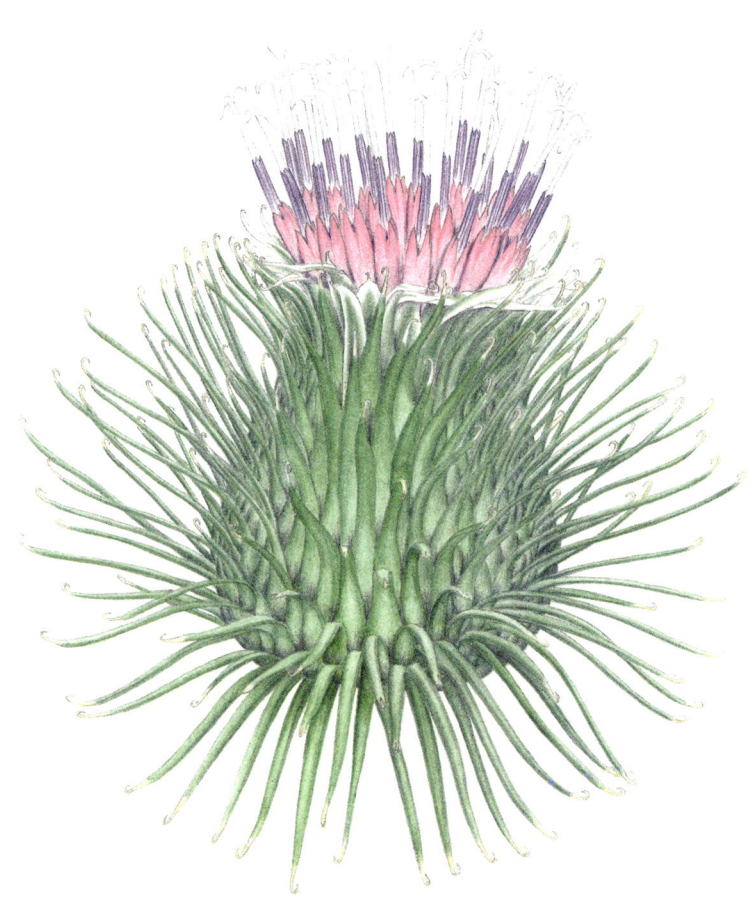

Große Klette

Synonyme: Bardane, Bolstern, Chläbere, Haarballe, Haarwachswürze, Haarwuchswurz, Klebern, Rossklettenwurz
Wissenschaftlicher Name: Arctium lappa L.
Familie: Asteraceae (Korbblütengewächse)
Heimat: Europa, Afrika, Nordasien; in Nordamerika eingeschleppt
Inhaltsstoffe: Inulin, Schleime, Polyacetylene, ätherisches Öl, Bitterstoffe

Beschreibung

Anhänglich wie eine Klette! Diesen wenig schmeichelhaft gemeinten Vergleich versteht jeder, der beim Spaziergang zu dicht an diesen Pflanzen entlangstreift. Die Spitzen der Blütenhüllblätter, die den größten Teil der Blütenköpfe ausmachen, haben starke Widerhäkchen, die sich, fester als ein Klettverschluss, inniglich mit Pullovern und Strümpfen verbinden. Die zweijährige Klette wird bis zu drei Meter hoch. Entsprechend kräftig ist der oft rot überlaufene, reichlich verzweigte, markgefüllte und längs gefurchte Stängel. Die von ihm abgehenden Zweige sind wollig behaart und tragen herzförmige Blätter, die oben grün flaumig und unten grau filzig behaart sind. Im unteren Bereich der Pflanze sind die Blätter sehr groß, nach oben werden sie immer kleiner. Im Juli und August wird die Pflanze durch lockere Verbünde von Blütenständen gekrönt. Aus der Mitte der etwa drei Zentimeter großen Stachelköpfchen lugen die bläulich-roten Blüten über den Widerhakenkragen hervor. Wie bei allen Korbblütlern sind hier viele Einzelblüten vereinigt. Man muss schon genau hinschauen, um zu entdecken, dass einem nicht eine, sondern viele einzelne, röhrenförmige Blütchen entgegenblicken. Dem Betrachter verborgen bleibt die mächtige fleischige Wurzel, die die Klette bis zu 60 Zentimeter tief verzweigt in der Erde verankert.

Zu finden ist die Klette sehr häufig da, wo es anspruchsvolleren Pflanzen nicht gefällt: an Wegrändern, Zäunen, Mauern und Dämmen, auf Ödland, Schuttplätzen und an Bachufern.

Verwendung

Die Naturheilkunde setzt aus der Klettenwurzel gewonnene Auszüge bei Magen-Darm-Beschwerden, Gicht und Rheuma ein. Wegen ihrer schweiß- und harntreibenden Wirkung wird die Pflanze zur Blutreinigung und bei Hauterkrankungen eingesetzt.

Wissenswertes

Das zottige Aussehen der Blütenkugeln hat der Klette ihren wissenschaftlichen Namen gegeben: *Arctium* leitet sich vom griechischen Wort *arctos* = Bär ab, *lappa* bedeutet rau. Der synonyme Name Bardane hingegen bezieht sich auf die großen unteren Blätter: *barda* ist italienisch und heißt Pferdedecke.

Die medizinische Verwendung der Klettenwurzel reicht bis ins Altertum zurück. Bereits Dioskurides (1. Jahrhundert) empfahl sie. Der Ausspruch »Eine Lauge von der Wurzel gemacht, macht Haare wachsen« führte wohl zum Volksnamen Haarwachswürze. Zu allen Zeiten galt Klettenwurzelöl als probates Haarwuchsmittel.

Die Klette kann man sich schmecken lassen: Die jungen Triebe ergeben einen leckeren Salat und die gekochten Wurzeln ein Gemüse ähnlich wie Schwarzwurzeln. Im Krieg wurde sie geröstet als Kaffeeersatz verwendet.

In Franken befestigte man den Kühen, die zum Stier kamen, geweihte Ketten aus Klettensträußen am Schwanz, damit keine Hexe den Tieren etwas zuleide tun konnte.
Ein beliebter Bastelspaß für Kinder ist es übrigens, mit den Blütenköpfen kleine Püppchen zusammenzustecken.

Klette anders betrachtet
Die mächtige Klette hat in ihrer Erscheinung etwas Plumpes und Dunkles: Das Grün der Blätter scheint durch eine Spur Schwarz abgedunkelt, die großen, lappigen Blätter werfen Schatten um die Pflanze, die Widerhaken der Blütenköpfe wirken recht wehrhaft. Wie ein Widerspruch erscheinen da die zarten, so versteckt hervorgebrachten violetten Blüten. Die alten Heilkundigen sahen darin die Fähigkeit der Pflanze, das Dunkle zu überwinden und in neue Vitalität zu verwandeln. Deshalb wurde die Klette seit je dort eingesetzt, wo der Körper mit Giftstoffen zurechtkommen musste.

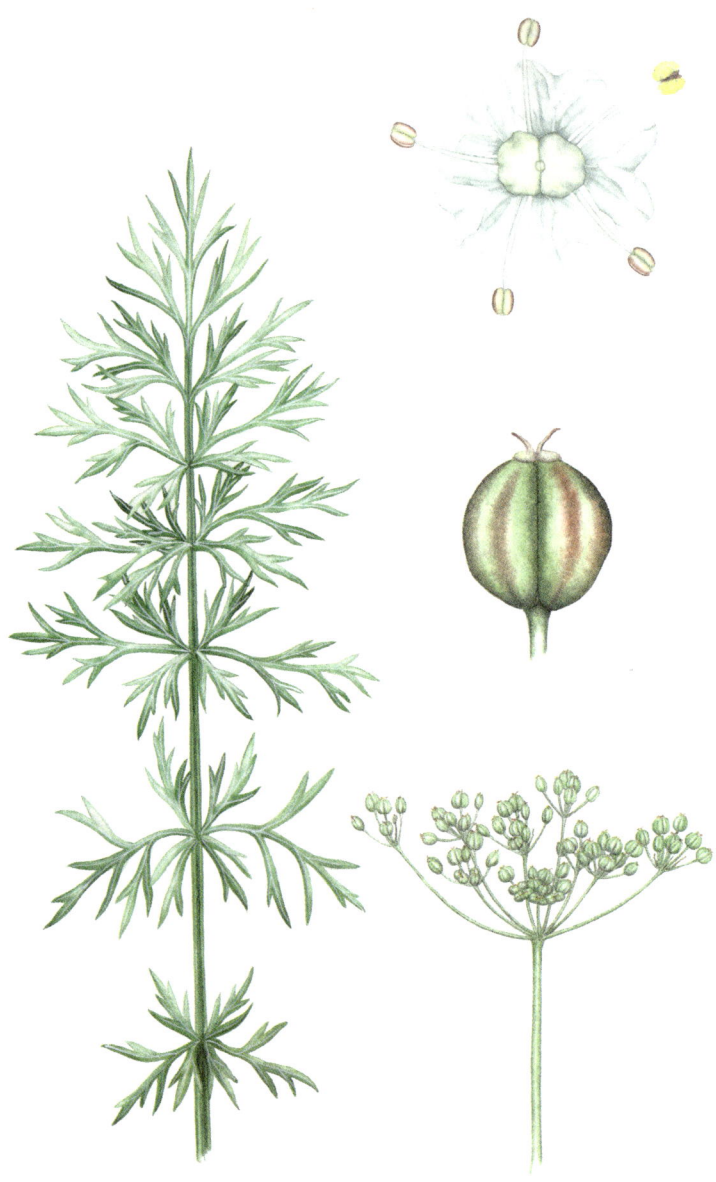

Wiesen-Kümmel

Synonyme: Chümi, Feldkümmel, Kämen, Karbei, Kemmich, Köm, Kümmich
Wissenschaftlicher Name: Carum carvi L.
Familie: Apiaceae (Doldengewächse)
Heimat: Nord- und Mitteleuropa, Asien, Marokko
Inhaltsstoffe: ätherisches Öl, unter anderem bestehend aus Limonen, Carveol, Dihydrocarvon, Carvon

Beschreibung

Kümmel ist uns als Würzmittel im Krautsalat, Zwiebelkuchen und in kräftigen Brotsorten vertraut. Die kleinen länglichen, schwarzen Kümmelkörner sind die Früchte einer Pflanze, die nur die wenigsten kennen. Im ersten Jahr seines zweijährigen Lebens entwickelt der Kümmel eine fleischige, möhrenartig riechende Pfahlwurzel und eine unscheinbare Blattrosette. Im darauffolgenden Jahr wächst daraus ein bis zu einem Meter hoher Stängel, der sich im oberen Bereich verzweigt und als Krönung von Mai bis Juni weiße bis rötliche Blütchen trägt, die in handtellergroßen Verbünden locker schirmartig angeordnet sind, den so genannten Dolden. Bekannte Doldengewächse sind zum Beispiel die Möhre und Dill. Die grasgrünen Blätter des Kümmels werden vom unteren Stängelbereich nach oben immer fiedriger. Bei seinen Standorten ist der Kümmel nicht besonders wählerisch. Es gefällt ihm auf Wiesen, Weiden und Grasflächen genauso wie an Wegrändern, Böschungen und Bahndämmen.

Verwendung
Wie seine Verwendung in der Küche schon vermuten lässt, ist Kümmel das Mittel der Wahl bei Blähungen. Weitere Anwendungsgebiete sind Völlegefühl, leichte krampfartige Magen-Darm-Störungen sowie nervöse Magenbeschwerden. Auch bei Verdauungsbeschwerden von Säuglingen hat er sich sehr bewährt. Die Volksmedizin setzt Kümmel als Magenmittel, gegen Koliken, Gallen- und Leberbeschwerden sowie als Hustenmittel ein. Die Verwendung als Beruhigungsmittel für Kleinkinder lässt sich wohl auf die blähungsmindernde Wirkung zurückführen. Kümmelfrüchte, in Säckchen verpackt und auf einer Herdplatte vorsichtig erwärmt, werden als Auflage bei rheumatischen, bei Zahn- und Kopfschmerzen verwendet. Auch in der Tierheilkunde hat der Kümmel seinen Platz: Ein Tee hilft bei Koliken von Pferden und Rindern.

Wissenswertes
Der wissenschaftliche Name *Carum* leitet sich aus dem arabischen *karwija* ab, das im Altdeutschen zu *karvey* wurde. Die Bezeichnung Kümmel soll vom assyrischen *kamunu* = Mäusekraut oder hebräischen *kammon* abstammen, das im Lateinischen zu *cuminum* wurde. Alle Namensursprünge zeigen, dass man schon früh um die Heilkraft des Kümmels wusste. In der Antike hieß es, der Kümmel wachse besonders gut, wenn man bei seiner Aussaat lästere oder fluche, weil dies die bösen Geister entmachte. Auch die Zwerge (Holz- und Waldweibchen) soll er vertreiben. Sie rufen: »Kümmelbrot macht Angst und Not«, »Kümmelbrot, unser Tod«, »Sie haben mir gebacken Kümmelbrot, das bringt diesem Haus lauter Not«. Gegen Dämonen soll der Kümmel wirken, wenn er Toten (zusammen mit Salz) in den Sarg gelegt wird. In

den Schweineställen ausgestreut, soll er alle Krankheiten abhalten. Wenn man am Gründonnerstag Kümmelplätzchen isst, soll man das ganze Jahr von Flöhen verschont bleiben. In der Bukowina wird die Windel eines Kindes, die über Nacht im Freien geblieben ist, mit Kümmel geräuchert, um Geister aus ihr zu vertreiben. Unruhigen Kindern soll ein Topf mit gekochtem Kümmel unter dem Bett helfen. Wurzel und junge Blätter des Kümmels schmecken als Gemüse, Salat oder Frühlingskräutersuppe.

Kümmel anders betrachtet
Kümmel atmet auf besondere Weise: Im ersten Jahr seines zweijährigen Lebens saugt er die Sonnenkräfte ein, konzentriert sie in seiner rübenartigen Wurzel und bereitet sich auf das große Ausatmen im zweiten Jahr vor. Schon zu Beginn des Sommers hat er seine Blütendolden ausgebreitet, um mit ihnen erneut das Sonnenlicht zu sammeln und in seinen Früchten zu bündeln. Kümmel ist eine Lichtpflanze, die uns erwärmt, einen erschlafften Stoffwechsel anregt und kräftigt.

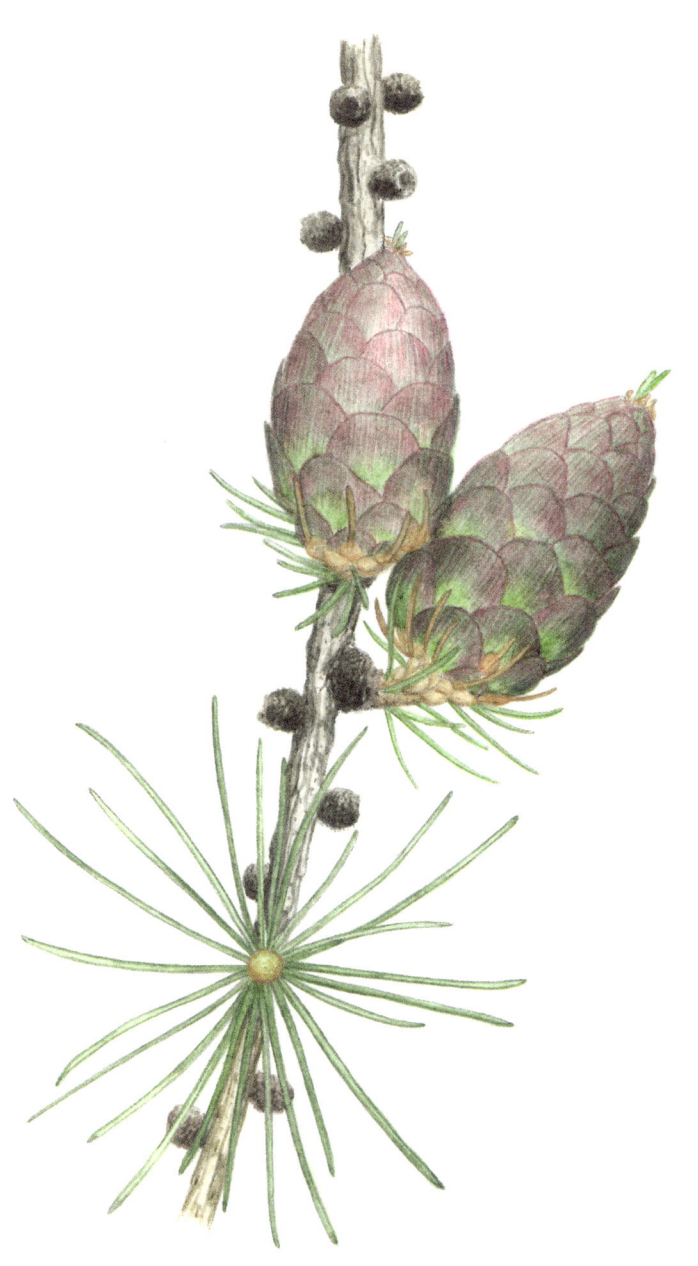

Europäische Lärche

Synonyme: Gemeine Lärche
Wissenschaftlicher Name: Larix decidua Mill.
Familie: Pinaceae (Kieferngewächse)
Heimat: Sudeten, Karpaten und Alpen bis 2300 Meter Höhe
Inhaltsstoffe: ätherisches Öl, Harzsäuren

Beschreibung

Die Lärche ist ein Nadelbaum, der sich spätestens im Herbst und Winter leicht von den anderen Nadelbäumen unserer Wälder unterscheiden lässt: Dieser elegante Baum wirft zum Winter hin seine Nadeln ab, nachdem sie leuchtend gelb geworden sind. Ein vertrautes Bild bei einem Winterspaziergang im Wald sind die vielen Lärchennadeln und abgestorbenen Lärchenäste auf dem Waldboden, die von kleinen Verdickungen übersät sind: den Wuchsstellen der Nadeln. Im folgenden Frühling treibt die bis zu 50 Meter hoch wachsende Lärche neue, kräftig hellgrüne Nadeln, die ganz weich in pinseligen Büscheln entlang den Ästen wachsen und nie so hart werden wie die ihrer Nadelbaum-Geschwister. Die sich zwischen März und Mai entwickelnden Blüten sind nach Geschlechtern getrennt, befinden sich aber auf einem Baum. Die männlichen, etwa einen Zentimeter langen Blüten hängen hellgelb und kugelig von den Ästen. Die weiblichen, rosa bis dunkelrot gefärbten Blüten wachsen nach der Befruchtung zu aufrecht an den Ästen stehenden Zapfen heran, die etwa drei Zentimeter groß werden. Im folgenden Jahr reifen in den Zapfen die geflügelten Samen. Sind diese ausgeflogen, bleiben die Zapfen am Baum hängen und fallen erst nach etwa zehn Jahren zusammen mit dem Zweig zu Boden.

Die Lärche wächst an lichten Plätzen, an denen sie sich unbeschattet entfalten kann. Als Baum der Hochgebirge übersteht sie extreme Temperaturschwankungen zwischen minus 40 Grad Celsius und ausgeprägter Sommerhitze. Ihre Ansprüche an den Boden und die Wasserversorgung sind bescheiden. Mit kräftigen, bis zu vier Meter in den Boden wachsenden Wurzeln findet sie in den Tiefen Wasser und verankert sich sturmfest.

Verwendung

In der Medizin kommt vor allem das aromatische Lärchenharz zur Anwendung, das aus dem Baumstamm austritt. Das Harz ist zudem Quelle des Lärchenterpentins, das entzündungshemmend wirkt. Es findet Einsatz bei rheumatischen Beschwerden, Furunkeln, Abszessen und Entzündungen der Atemwege. Die Anthroposophische Medizin setzt Lärchenharz bei degenerativen Prozessen und Ermüdungserscheinungen der Augen ein.

Wissenswertes

Die Römer lernten die Lärche erst vor etwa 2000 Jahren kennen und bezeichneten sie als *Larix* – mit einem Wort also der gallischen Alpenbevölkerung. Der wissenschaftliche Namenszusatz *decidua* stammt von lateinisch *deciduus* = abfallend und beschreibt die außergewöhnliche Eigenschaft der Lärche, die Nadeln im Herbst abzuwerfen.
So luftig die Nadeln der Lärche auch anmuten, das Holz ist im Gegensatz dazu schwer, sehr harzhaltig und dadurch äußerst witterungsbeständig. Ausgebohrte Lärchenholzstämme dienten früher als Wasserleitungen an Brunnenanlagen. Und zu Schindeln geschnitten deckte das Holz mit langer Halt-

barkeit zuverlässig die Dächer. Das beständige Lärchenholz eignete sich für Eisenbahnschwellen, Zaunpfähle, Fensterrahmen, Treppenstufen und Fußböden. Venedig ist auf Lärchenpfählen errichtet. In Zermatt soll ein aus Lärchenholz gebautes Haus tausend Jahre lang gehalten haben.

Lärchenharz war bereits in der Antike sehr begehrt als Quelle des so genannten venezianischen Terpentins. Noch heute nutzt die Industrie dieses Harz zur Herstellung von Lacken und Klebstoffen für Glas und Porzellan. Lärchen scheiden einen als Manna bezeichneten Saft aus, der zu 80 Prozent aus dem Zuckeralkohol Mannit besteht. Ihre Nadeln geben das so genannte Manna von Briançon ab, das abführend wirkt. Das biblische Manna war übrigens höchstwahrscheinlich kein Pflanzensaft, sondern entweder das Sekret von Schildläusen oder die essbare Mannaflechte (Lecanora esculenta).

Einige Pilze leben in Symbiose mit der Lärche, zum Beispiel der essbare und schmackhafte Goldröhrling. Gegen pathogene oder holzzersetzende Pilze ist die Lärche indes resistent.

Seit dem Altertum galt die Lärche als heiliger, schützender Baum. So zieren in manchen Gegenden Deutschlands Lärchenzweige die Türen und Fenster, die so genannten Hexenrüttel, die vor bösen Geistern und Blitzschlag schützen sollen. Südslawen hängen ihren Kindern ein Stück Lärchenrinde um den Hals, um den bösen Blick abzuwehren. Den guten Waldfeen, so sagt man, behagt die Lärche ebenfalls sehr. Sie sollen sich gerne in den lichten Lärchenhainen aufhalten und irregelaufenen Wanderern wieder auf den rechten Weg verhelfen.

Lärche anders betrachtet

Ein Lärchenhain ist für Nadelbäume ungewöhnlich stark durchlichtet, und darin ist der Baum dem Wesen der Birke verwandt. Die Sonnenkraft verwendet die aufrechte Lärche hauptsächlich für das Wachstum des Stammes und für die Bildung ätherischer Öle und Harze, die die extreme Beständigkeit des Holzes ausmachen. Lärchenharz hat damit einerseits eine verhärtete Seite, andererseits etwas Sonnenhaftes. Der geraden Aufrichtung des Baumes sind die Äste entgegengesetzt, die spiralig kreisend aus der Senkrechten des Stammes wachsen. Sie verlebendigen mit ihrer Bewegung das Erstarrte des Holzes und bedingen die wärmende Komponente des Lärchenharzes. Sonnenhaft, verhärtet und doch durchwärmt vereint das Lärchenharz Eigenschaften, die in der Therapie von Augenleiden zum Einsatz kommen, bei Krankheiten, die durch Verhärtungen und Ablagerungen geprägt sind, sowie bei Erkrankungen aufgrund von Auskühlung, beispielsweise Bronchitis.

Echter Lavendel

Synonyme: Narden, Speik, Zöpfli
Wissenschaftlicher Name: Lavandula angustifolia Mill.
Familie: Lamiaceae (Lippenblütengewächse)
Heimat: westliches Mittelmeer
Inhaltsstoffe: ätherisches Öl, Flavonoide, Phytosterole, Cumarine

Beschreibung

Er ist bekannt und beliebt und die blau leuchtende Zierde vieler Gärten: der Lavendel, mit dem wir duftende Sommer in der Provence verbinden und den wir gerne zwischen Rosen pflanzen. Von Juli bis September erfreuen uns die Blüten des bis zu einem halben Meter hoch werdenden Halbstrauches. In den so genannten Scheinähren sind dutzende von Blütchen vereint, die etagenweise in Scheinquirlen, also spiralig, um den Stängel herum angeordnet sind. Unter jedem Scheinquirl stehen zwei kleine Hochblätter. Bevor sich die Blüten mit fünf unterschiedlich großen Lippen entfalten, sind die kapselförmigen Blütenkronen zu sehen, aus denen sich die Blütenblätter schieben. Genau in diesem Knospenstadium erntet man Lavendel zum Trocknen. Nicht nur die Blüten verströmen den beruhigenden Lavendelduft. Auch die weich-flaumig behaarten, schmalen Blätter des Lavendels durchzieht das ätherische Öl, dessen Aroma sich entfaltet, sobald man mit den Händen durch den Lavendelbusch streicht.

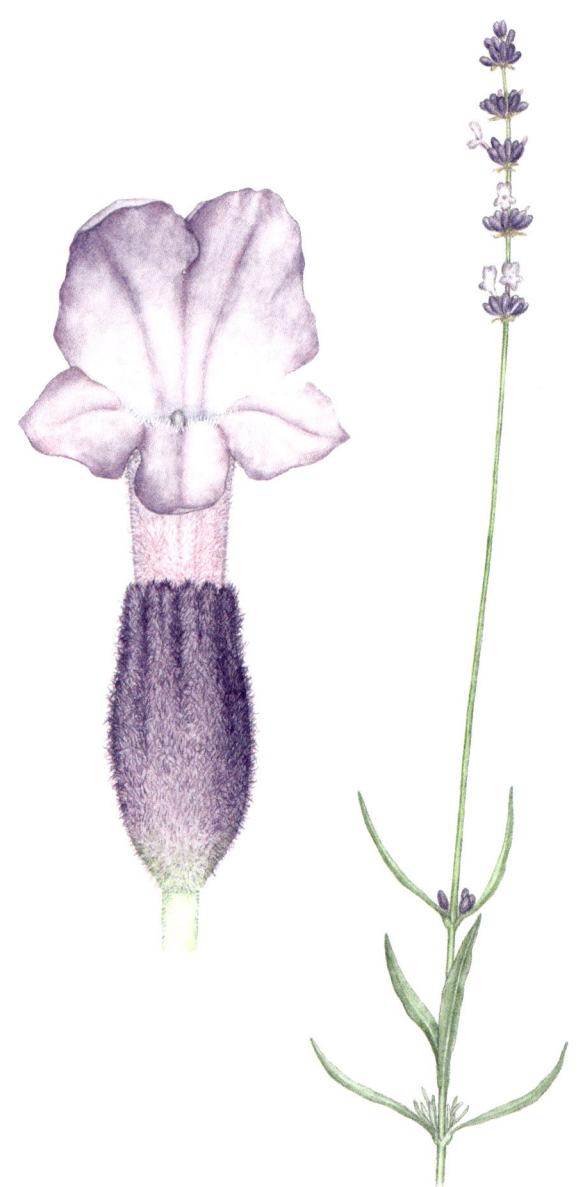

Verwendung
Der Lavendelduft beruhigt das Zentralnervensystem und hat auf überreizte, ängstliche Menschen eine ausgleichende, entspannende und schlaffördernde Wirkung. Zahlreiche Studien belegen diese Eigenschaften des ätherischen Lavendelöls, das vergleichbaren Einsatz findet wie Benzodiazepine, dabei aber weder Beeinträchtigungen der motorischen Reaktionen noch eine Abhängigkeit nach sich zieht.

Wissenswertes
Der Name des Lavendels leitet sich vermutlich vom lateinischen *lavare* = waschen ab. Bereits die Römer parfümierten ihre Bäder mit Lavendel und legten getrocknete Lavendelblüten zwischen die frische Kleidung, um Motten zu vertreiben. Der wissenschaftliche Namenszusatz *angustifolia* setzt sich aus lateinisch *angustus* = eng, schmal und *folius* = blättrig zusammen und beschreibt die Form der Blätter.
In den mitteleuropäischen Klostergärten tauchte der Lavendel erstmals im 11. Jahrhundert auf. Bald darauf verbreitete sich der Glaube, Maria Magdalena habe das Haupt Jesu mit Lavendelöl gesalbt. Ende des 15. Jahrhunderts vermarktete man deshalb ein Lavendelöl, das, nach Art des »Magdalenenöls« zusammengesetzt, mannigfaltige Wirkungen haben sollte.
In ihren Heimatländern haben die leicht bitter und stark würzigen Lavendelblätter ihren Platz als Küchengewürz. Sie verfeinern Hammelbraten, gedünstetes Fleisch, Fischsuppen sowie Salate und machen die Speisen bekömmlicher.

Lavendel anders betrachtet

Auf langen Stängeln schweben die Blüten des Lavendels weit über dem Strauch, erhaben, dem Blatthaften der Pflanze entronnen. Der wärmeliebende Lavendel wendet sich der Sonne zu, sammelt ihre ganze Kraft und schenkt sie uns mit seinem ätherischen Öl, das die gesamte Pflanze durchzieht. Die aufrechte Heilpflanze regt im Menschen die Ich-Kraft an, aber auf eine sanfte, zu den weichen Blättern passende Weise, die das Ich durch ihre beruhigende Wirkung erstarken lässt.

Wiesen-Löwenzahn

Synonyme: 500 bis 600 sind bekannt; zum Beispiel: Ackerzichorie, Bärenzahnkraut, Bettseicher, Kuhblume, Laternenblume, Maienblume, Milchblume, Pfaffenblume, Pusteblume, Röhrlichrut, Sonnenwirbelkraut
Wissenschaftlicher Name: Taraxacum officinale Web. S. L.
Familie: Asteraceae (Korbblütengewächse)
Heimat: gesamte nördliche Hemisphäre
Inhaltsstoffe: Bitterstoffe, Inulin, Flavonoide, Milchsaft mit Kautschuk

Beschreibung

»Löwenzahn, Löwenzahn, zünde deine Lichtlein an. Lichtlein gelb und Lichtlein weiß, Lichtlein auf der Wiese«, besingen die Kinder ihren Liebling. Von März bis April prägen seine Blütenteppiche die Wiesen, zuerst leuchtend gelb, dann weiß von den Kugelköpfen aus fallschirmartigen Samenständen, den Pusteblumen. Wenn der Löwenzahn blüht, ist der Frühling gekommen! Die Köpfchen, deren Einzelblütchen ausschließlich aus Zungenblüten bestehen, öffnen sich nur in der vollen Sonne, an trüben Tagen schließen sie sich. Weniger erfreut sind meist Rasenbesitzer über diesen mehrjährigen, milchsaftführenden Korbblütler. Die Wurzel wächst pfahlartig bis zu 50 Zentimeter tief und verankert die Blattrosette fest in der Erde. Ausgrabversuche enden meist mit abgerissenen, tief im Grund verbleibenden Wurzelstücken, aus denen der Löwenzahn munter weiterwächst. Überhaupt ist diese kleine Blume ein anpassungsfähiger Überlebenskünstler, der überall gedeiht, wohin seine Samen fliegen – selbst in Asphaltrissen, auf Dächern und in Mauerfugen ...

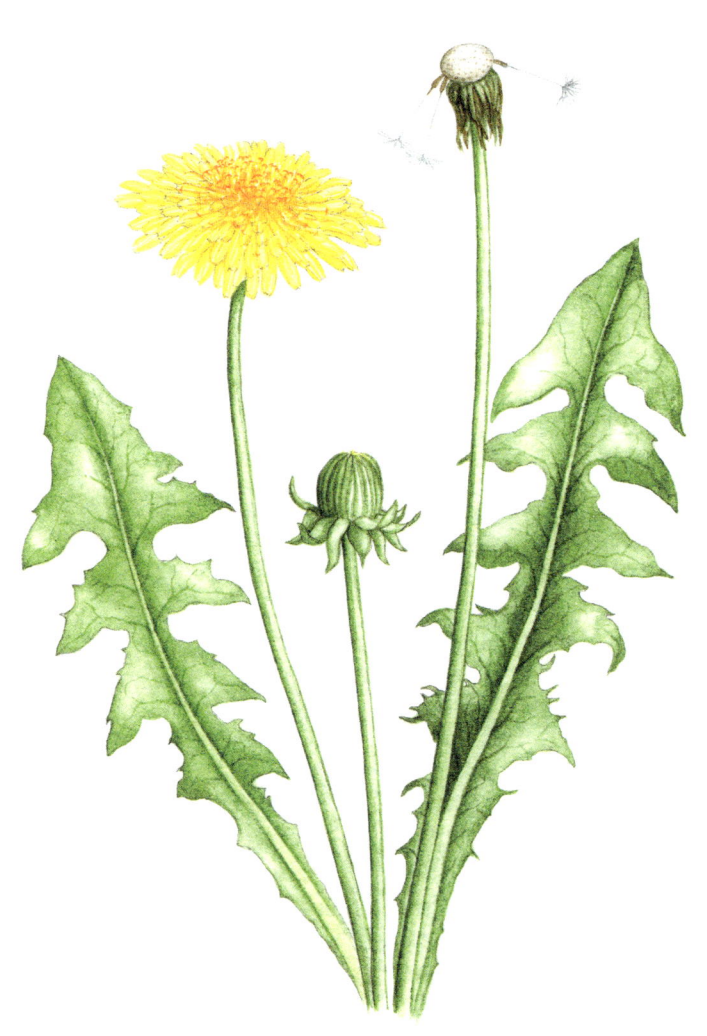

Verwendung
Löwenzahn regt als Bitterstoffpflanze die Stoffwechselprozesse im Körper an. Er erhöht die Aktivität von Nieren und Leber und bessert das Allgemeinbefinden geschwächter Menschen. Wegen seiner entschlackenden Wirkung ist er Bestandteil von Frühjahrs- und Herbstkuren, kann Gallensteinbildung entgegenwirken und hilft bei Rheuma und Gicht. Völlegefühl und Verdauungsbeschwerden vermag er ebenfalls zu lindern.

Wissenswertes
Die Bedeutung des wissenschaftlichen Namens *Taraxacum* ist bis heute ungeklärt. Wahrscheinlich stammt das Wort aus dem arabischen Raum, wo der Löwenzahn bereits im 10. und 11. Jahrhundert schriftlich erwähnt wurde. Ein Erklärungsversuch leitet den Namen aus arabisch *tarak* = lassen und *sahha* = pissen ab, was die harntreibende Wirkung des Löwenzahns beschreiben würde. Der häufig bei Heilpflanzen zu findende Namenszusatz *officinale* vom französischen *officine* = Apotheke, Labor bezeichnet den medizinischen Einsatz der Pflanze. Als Heilpflanze fand der Löwenzahn erstmals nachweislich in der Renaissance bei dem Buchdrucker, Verleger und Buchhändler Johann Prüß (1447-1510) Erwähnung, eine ausführliche Beschreibung lieferte 1539 der Botaniker, Arzt und Prediger Hieronymus Bock (1498-1554) in seinem Hauptwerk »Das Kreütter Buch«. Darin beschreibt Bock neben den Heilwirkungen des Löwenzahns ein Schönheitswässerchen, das aus dem Kraut und der Wurzel des Löwenzahns hergestellt wurde. Die Frauen seiner Zeit verwendeten es gegen Sommersprossen und um die Haut zu klären. Der Milchsaft wurde im Mittelalter gegen Warzen und Au-

genentzündungen eingesetzt. Zusätzlich sollte ein Amulett mit sieben an Sankt Bartholomäus ausgegrabenen Löwenzahnwurzeln gegen Augenleiden schützen. Die chinesische Medizin setzt Augen und Leber in einen energetischen Zusammenhang, leberwirksame Heilpflanzen wie der Löwenzahn sollen deshalb gleichzeitig gegen Augenentzündungen helfen.

Die christliche Symbolik des Mittelalters sah im Löwenzahn und seinen sich weit verbreitenden Samen ein Gleichnis für die christliche Lehre und ihre Ausbreitung. Maria, Christus und Veronika, die Jesus auf dem Kreuzweg nach Golgota den Schweiß abgewischt haben soll, sind auf vielen Gemälden zusammen mit dem Löwenzahn als Ausdruck der Vergänglichkeit dargestellt.

Mädchen orakelten früher mit den Pusteblumen. Sie pusteten kräftig die Samen weg, die Anzahl der stehengebliebenen Samen verriet ihnen, wie viele Jahre sie noch bis zu ihrer Hochzeit warten müssten. War der Blütenboden weiß, würden sie in den Himmel kommen, war er dunkel, erwartete sie die Hölle.

Löwenzahnblätter sind eine appetitanregende Zutat in Salaten und Käse. Die frischen Knospen lassen sich wie Kapern einlegen. Die getrocknete und gemahlene Wurzel ergibt einen Kaffeeersatz. Die Franzosen schätzen den Kulturlöwenzahn in der Küche. Er ist größer und weniger bitter als sein wilder Bruder.

Löwenzahn anders betrachtet

Der Löwenzahn ist nicht nur ungemein vital, sondern auch unglaublich anpassungsfähig und wandelbar. Kein Löwenzahnblatt gleicht dem anderen, jedes bildet sein eigenes Zähnchenmuster aus. Je nach Standort wächst der Löwenzahn gedrungen oder sich ausbreitend. In seinem Wesen und durch seine anregenden Bitterstoffe steht er in Beziehung zur Galle und zur Leber. Sind Prozesse im Körper gestaut oder Leber und Galle in ihrer Stoffwechselfunktion ermüdet, hilft der aktive Löwenzahn.

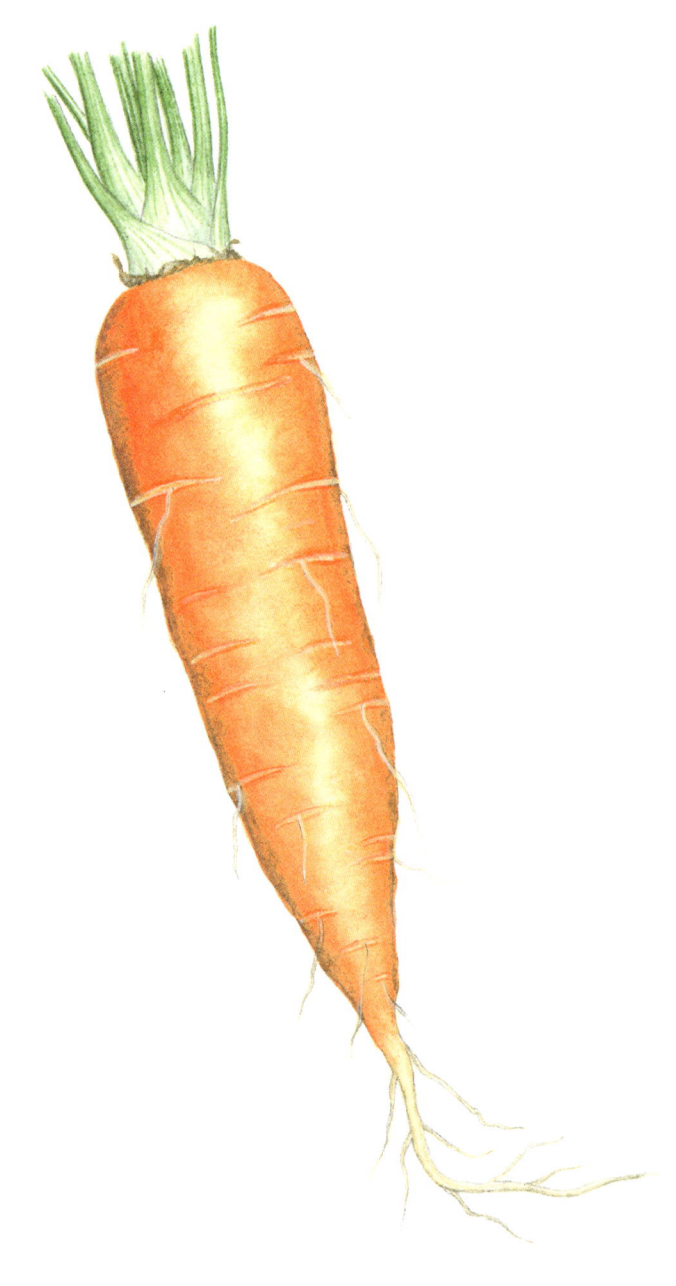

Möhre

Synonyme: Eselsmöhre, Gelbe Möhre, Gelbe Rübe, Möhre, Mohrrübe, Morich, Mörle, Vogelnestchen, Wörtel, Wurzel
Wissenschaftlicher Name: Daucus carota L.
Familie: Apiaceae (Doldengewächse)
Heimat: Asien
Inhaltsstoffe: Provitamin A (Carotin), Vitamine B1, B2 und C, Flavonoide, ätherisches Öl.

Beschreibung

Die Karotte als Heilpflanze? Eigentlich vermutet man sie eher im Kochtopf als in einem Heilpflanzenbüchlein. Doch die gelbe Wurzel hat es in sich. Und: Es gab Zeiten, da hätte man sich umgekehrt über Karotten im Suppentopf gewundert.
Unsere Gemüsekarotte wurde aus ihrer wildwachsenden Schwester, der Wilden Möhre, gezüchtet, die man auf Wiesen und Feldrainen findet. Schaut man sich deren Wurzel an, lässt sich kaum glauben, dass daraus unsere fleischige und saftige Gartenkarotte entstehen konnte. Die spindelförmige Wurzel der Wildform ist trocken, holzig und erinnert lediglich durch den Geruch an unser Wurzelgemüse. Beeindruckend ist die Blüte, die wir bei unserer Gartenmöhre ja selten zu Gesicht bekommen. Ausgewachsen erlangt die zweijährige Wilde Möhre in ihrem zweiten Jahr eine Staudenhöhe von bis zu einem Meter. Den mit gefiederten Blättchen weich umgebenen holzigen Stängel krönen den ganzen Sommer hindurch bis in den Oktober hinein nahezu handtellergroße, flächige weiße Doldenblüten. Doldenblüten setzen sich aus sehr vielen kleinen Einzelblüten zusammen, die

sich alle in einer Ebene ausgerichtet haben. Die Wilde Möhre ist innerhalb der großen Familie der schwer bestimmbaren Doldenblütler eindeutig erkennbar: Einige Einzelblüten in der Mitte des Blütentellers sind als Einzige schwarzrot gefärbt. Diese Besonderheit ist der Gartenmöhre im Laufe der Züchtungen verloren gegangen. Dafür hat sie eine rötlichorangene Wurzel, was wiederum der Wildform fehlt, deren Wurzel weiß ist. Die verblühte Dolde zieht sich zusammen und sieht dann wie ein Nest für ihre reifenden Früchte aus, die als Besonderheit kleine Stacheln auf ihrer Oberfläche tragen.

Verwendung

Die Schulmedizin setzt Karotten, frisch geriebene Wurzeln oder Saft, in erster Linie bei Ernährungsstörungen von Säuglingen, bei Vitamin-A-Mangel und gegen Madenwürmer ein. Hin und wieder finden Möhren Verwendung als Diuretikum (zur Förderung der Wasserausscheidung). Karottenöl, in einem Trägeröl aufgenommener Wurzelextrakt, unterstützt Haut mit zu schwacher Talgsekretion: Es pflegt trockene, spröde, abschuppende Haut nachhaltig, normale Haut schützt es vorbeugend.

Wer viele Möhren isst, kann besser sehen und bekommt einen gebräunten Teint. Beide Effekte bewirkt das Provitamin A, das der menschliche Organismus zu Vitamin A umwandelt. Provitamin A ist fettlöslich und benötigt Fett, damit der Körper es aufnehmen kann. Deshalb sollte man Möhren immer mit etwas Fett zu sich nehmen. Wichtige Mineralien und Spurenelemente in der Karotte wie Kalzium, Folsäure und Selen unterstützen die Abwehrkräfte und lassen Haare und Nägel in voller Schönheit glänzen.

Wissenswertes
Der Name Karotte leitet sich vom lateinischen *carota* = gebrannt ab und bezieht sich auf die purpurrote Farbe der früheren Zuchtformen.
Die Karotte ist eine geschichtsträchtige Pflanze. Bereits die germanischen Völker bauten dieses Gemüse an, das bei ihnen *morha* – Wurzel – hieß. Von diesem Begriff leitet sich unser Wort Möhre ab. Auch in Schweizer Pfahlbauten wurden Mohrrübensamen gefunden. Römer und Griechen der Antike erwähnten die Karotte nur als Heilpflanze: Die harntreibende Wirkung war ihnen bereits bekannt. Doch zum Essen war ihnen die Urform wohl zu holzig. Karl der Große empfahl dann den Anbau der Karotte. Ab dem Mittelalter wurde sie in größerem Maße kultiviert.
Heute gibt es an die 500 verschiedene Karottensorten. Begonnen hatte es mit zwei Varianten: der gelben und der violetten. Erst im 17. Jahrhundert soll es den Holländern gelungen sein, die heute allgemein bekannte orangefarbene Karotte zu züchten, die ihre Farbe dem hohen β-Carotin-Gehalt verdankt. Die violette Färbung entsteht übrigens durch so genannte Anthocyane: Farbstoffe, die den Blüten ihre Färbung geben, so auch den kleinen violetten Blütchen der Wildmöhre. In England, wo die Möhre wegen ihrer filigranen Blütenform auch Queen Anne's lace – die Spitzen der Königin Anne – heißt, erzählt man sich zu diesen dunklen Blütchen folgende Geschichte: Sie seien entstanden, als sich Königin Anne beim Spitzennähen in den Finger stach und ein Blutstropfen in die Mitte der Handarbeit fiel. Eine wissenschaftliche Erklärung für dieses besondere Phänomen der purpurnen Blüten gibt es übrigens nicht.
Geröstet und gemahlen lassen sich Karotten als Kaffeesurro-

gat verwenden. Das Karottengrün ergibt kleingehackt und gedünstet ein leckeres Gemüse.

Karotte anders betrachtet
Eine blühende Sommerwiese erfreut uns in ihrer Farbenvielfalt, zu der die einzelnen Blumen verschmelzen. Lässt man den Blick über die Weite schweifen, sind einzelne Arten kaum auszumachen. Die Wilde Möhre fällt jedoch schnell ins Auge: nicht nur durch ihre Größe, sondern auch wegen ihres aufrechten Wesens, mit dem sie die anderen Blumen anmutig überragt. Ganz zentriert ruht sie in sich und scheint ein Himmelsauge geöffnet zu haben mit ihrer purpurnen Blüte, das wie ein Fingerzeig auf ihr Zentrum weist.
Zentrierung ist das Thema der Karotte. Auch die verblühte Blüte bewahrt diese Geste, indem sie sich schützend um das Blütenzentrum neigt. Zentrierend hilft die Karotte dem Menschen, der durch zu viele Einflüsse und Anforderungen nicht mehr in der Lage ist, seine Kräfte und Gedanken zu bündeln. Die Haut als Spiegel der Seele muss darunter oft leiden. So lässt sich verstehen, warum die Karotte die Haut in ihrer natürlichen Funktion unterstützt. In der gezüchteten Speisemöhre hat sich die Farbe der purpurnen Zentralblüte geradezu nach unten in den Wurzelbereich verlagert. Darin offenbart sie sich als Meisterin im Spiel mit den Polaritäten, die Gegensätzliches miteinander zu verbinden weiß. Mit dieser Eigenschaft hilft sie besonders der Mischhaut, Einseitigkeiten zu überwinden und wieder ein gesundes Gleichgewicht zu erlangen.

Rote Pestwurz

Synonyme: Falscher Huflattich, Großer Huflattich, Lattichwurz, Neunblattkraft, Pestilenzwurz, Sonnedächle, Wasserklette, Wilder Rhabarber
Wissenschaftlicher Name: Petasites hybridus L.
Familie: Asteraceae (Korbblütengewächse)
Heimat: Europa, Nord- bzw. Westasien
Inhaltsstoffe: Ester von Sesquiterpenalkoholen (Petasin, Neopetasin, Isopetasin)

Beschreibung

Wer die Pestwurz sucht, sollte einen Spaziergang am Bach entlang machen. Diese imposante, bis zu 60 Zentimeter hoch wachsende Pflanze steht am liebsten im Uferbereich von Gewässern. Zumindest lehmig-feucht sollte es sein. Mit ihrem nahen Verwandten, dem Huflattich, verbindet sie eine Besonderheit: Im März und April schiebt sich zuerst ein dicker hohler Stängel aus der noch winterkahlen Erde, von dem die kleinen, weißlich bis rosafarbenen Blütenköpfe (bestehend aus mehreren Einzelblüten) wie kleine Pinsel abstehen. Erst zum Ende der Blütezeit wachsen die runden bis herzförmigen Blätter, die unterseits grau-wollig sind und mit mehr als 30 Zentimeter Durchmesser zu den größten der hiesigen Flora gehören. Im Winter zieht sich die Pflanze in ihren dicken Wurzelstock zurück, der kriechend zusammenhängende Flächen bewächst und befestigt.

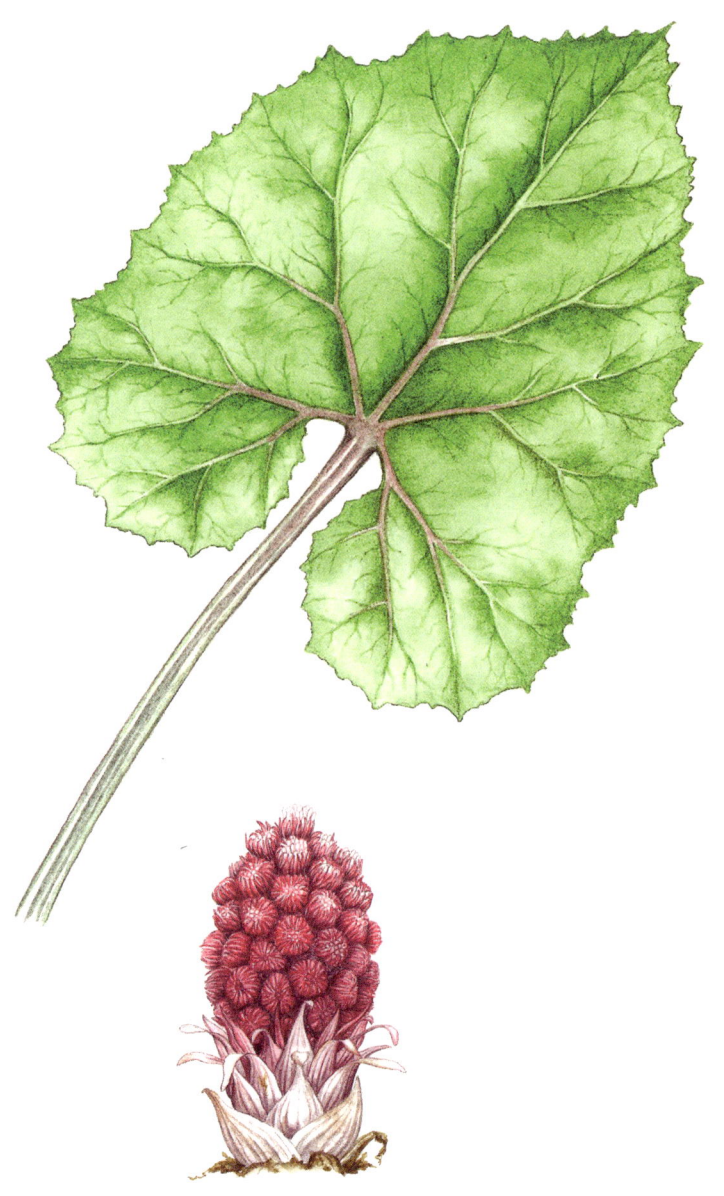

Verwendung
Die Pestwurz wirkt krampflösend und krampfstillend, schmerzlindernd, setzt den Tonus der glatten Muskulatur herab (spasmolytische Wirkung), ist vegetativ ausgleichend und beruhigend. Wegen dieser Eigenschaften helfen Zubereitungen der Pestwurz gegen Krampfhusten, Nackenschmerzen, Kopfschmerzen, Migräne, Herzbeschwerden durch Koronarspasmen, nervös bedingte Gallenbeschwerden, Funktionsstörungen im Magenbereich, Darmkrämpfe, Reizblase, Harnsteine und krampfartige Menstruationsbeschwerden. Besonders bei der Prophylaxetherapie der Migräne konnten erstaunliche Ergebnisse mit Pestwurz-Wurzelextrakten erzielt werden. Ebenfalls gute Resultate lassen sich mit Pestwurz bei der Heuschnupfen-Behandlung vorweisen.

Wissenswertes
Der wissenschaftliche Name *Petasites* leitet sich von dem lateinischen Wort *petasus* oder griechisch *petasos* = großer, breitkrempiger Hut ab; möglicherweise ein Vergleich mit den großen Blättern, die manche Völker als Sonnenhut verwenden. Ihren deutschen Namen erhielt die Pestwurz im Mittelalter, wo sie als Mittel gegen die Pest galt. Die schweißtreibende Wurzel sollte die todbringende Krankheit durch eine Schwitzkur vertreiben; ein Versuch, der nicht von Erfolg gekrönt war. Vielleicht linderten die frischen, auf Pestbeulen aufgelegten Blätter zumindest die Schmerzen.
Bereits die Kelten verwendeten die Pestwurz zur Wundheilung, die Slowaken waren von ihrer heilkräftigen Wirkung gegen Asthma, bei der Austreibung von Würmern, bei Fallsucht und als harntreibendes, wundheilendes und hautreinigendes Mittel überzeugt und nannten sie »Neunkraftblatt«:

Nach ihrem Volksglauben besaß das Blatt neun Adern mit neun Kräften gegen neun verschiedene Krankheiten.

Pestwurz anders betrachtet

Die Pestwurz hat viele Besonderheiten: Die Blüten wachsen vor den Blättern und sehen mit dem dicken Stängel fast pilzartig aus; die Blätter sind extrem groß, und die Wurzel ist ausgeprägt fleischig. Die Wurzel hat einen Bezug zum Nervensystem, die großen Blätter der Pestwurz deuten hingegen auf eine Verbindung zur ausgleichenden Mitte des Menschen hin, zu der unter anderem die Atmung gehört, die Blüten korrespondieren mit den Stoffwechselprozessen des Menschen. Wenn die Blüten vor den Blättern erscheinen, symbolisiert dies überschäumende Stoffwechseltätigkeit, die nicht ausgeglichen wird. Zum Ende der Blühperiode wachsen die extrem großen Blätter, als löschten sie die Hitze der Blüten. Zu alledem besitzt die Pestwurz einen starken Bezug zum Wasser. Aus diesen Besonderheiten kann man folgendes Bild der Heilpflanzenwirkung zeichnen: Eine frühzeitige Blüte korrespondiert mit übermäßigen Stoffwechselvorgängen, die ausgeprägte Wurzel mit Krampfzuständen im rhythmischen System des Menschen. Die großen Blätter und das kühlende wässrige Element bremsen und mäßigen Entzündungen und Krämpfe.

Pfefferminze

Synonyme: Aderminze, Edelminze, Englische Minze, Gartenminze, Teeminze
Wissenschaftlicher Name: Mentha piperita L.
Familie: Lamiaceae (Lippenblütengewächse)
Heimat: Ursprungsland unklar; weite Verbreitung in Europa und Nordamerika
Inhaltsstoffe: ätherisches Öl, davon bis zu 60 % Menthol, Flavonoide, Gerbstoffe, Bitterstoffe

Beschreibung

Die Pfefferminze gehört zu jenen Pflanzen, die sich eindeutig durch ihren Duft zu erkennen geben: Sobald man sie ein wenig zwischen den Fingern reibt, verströmen ihre ovalen bis länglichen, gezähnten dunkelgrünen Blätter einen würzigen Duft. Wer sich ein Pflänzchen dieser mehrjährigen Staude in den Garten holt, wird bald einen ganzen Teppich vorfinden, da sich die Pfefferminze durch unter- und oberirdische Ausläufer rasch fortpflanzt. Die 30 bis 80 Zentimeter hoch wachsenden Stängel zieren von Juli bis September an den Stängelenden dicht in Ähren stehende rosarote Blüten. Die Blühperiode ist durch die Tageslänge bestimmt. Als so genannte Langtagpflanze bildet die Pfefferminze nur dann Blüten, wenn die Tage länger als 14 Stunden sind.

Verwendung

Die ätherischen Öle der Pfefferminze wirken antiseptisch, antibakteriell und antifungal (gegen Hefen und Schimmelpilze) und helfen bei Entzündungen der Mundschleimhaut. Tee aus Pfefferminzblättern wirkt krampflösend und appe-

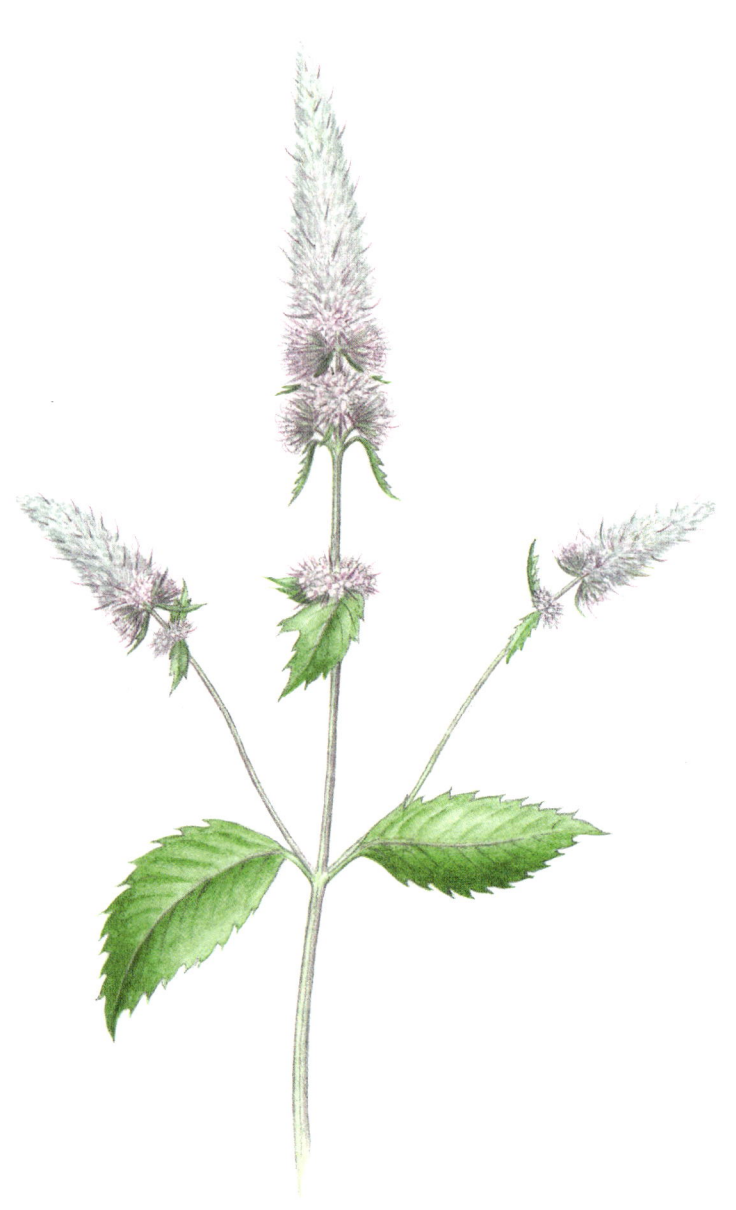

titanregend und ist ein effektives Mittel zur Behandlung von Übelkeit, Brechreiz und akutem Erbrechen, ebenso bei Blähungen, Bauchkrämpfen oder übelriechendem Stuhl. Der Tee fördert Gallenabfluss und -produktion. Wegen seines hautkühlenden, durchblutungsfördernden und erfrischenden Effektes wird Pfefferminzöl in Körperpflegeprodukten verwendet. Äußerlich aufgetragen, hilft es bei Gelenkschmerzen und Spannungskopfschmerz.

Wissenswertes

Der Namenszusatz *piperita* bezieht sich auf den pfefferartig scharfen Geschmack der Pfefferminze. *Mentha* hingegen geht auf Minthe zurück, eine Nymphe, die es dem griechischen Unterweltsgott Hades angetan hatte. Seiner Frau Persephone gefiel das Techtelmechtel gar nicht, sodass sie kurzentschlossen Minthe in eine wohlriechende Pflanze verwandelte: die Pfefferminze. Eine andere Sage verbindet die Pfefferminze mit Persephones Freundin Hekate, der Herrin über alles Hexen- und Zauberwesen. In Zaubermitteln und magischen Gebräuen fand die Minze deshalb sehr oft ihren Platz. Ein englisches »grünes Zaubermittel« gegen alles Übel soll mehrere Minzearten enthalten haben. Im Volksglauben hieß es, wer an Johanni (24. Juni) eine blühende Minze finde, empfinge ewiges Glück. Und Minze in den Garten zu pflanzen solle Reichtum bringen. In Frankreich sagte man, ein Strauß aus Minze und Johanniskraut schütze vor bösen Geistern und Zauberern. Und in Italien galt die Minze als bewährtes Mittel, um Kinder und Seidenraupen vor Behexung und Krankheit zu schützen. In der Antike stand die Minze für Weisheit und Tugend, galt aber auch als Pflanze der leidenschaftlichen, von Venus beeinflussten Liebe.

Die englischen Seefahrer hielten auf See ihr Trinkwasser mit Minzeblättern länger frisch. Dieser Trick soll auch bei Schnittblumen wirken.

Die Zahl verschiedener Minzearten ist kaum zu überblicken. Ob Orangen-, Salbei- oder Ananasminze, Krause-, Polei- oder Thüringer Minze: Jede hat ihr eigenes Aroma und individuelles Aussehen. Eine Entdeckungsreise in gut sortierten Staudengärtnereien lohnt sich.

Was heute als Pfefferminze in fast aller Munde gekaut oder gelutscht oder als Tee getrunken wird, ist eigentlich eine Laune der Natur. Unsere arzneilich verwendete Pfefferminze entstand im Jahr 1696 mitten in einem Feld der Pfefferminzarten Mentha spicata und Mentha aquatica als so genannter Bastard, als Kreuzung zwischen diesen beiden Arten. Aufmerksame Beobachter entdeckten den Fremdling, befanden ihn für gut und kultivierten ihn fortan weiter. Gut getan haben sie daran: Ihr Zögling wurde zur Heilpflanze des Jahres 2004 erklärt. Diese Würde sprach ihr der Studienkreis »Entwicklungsgeschichte der Arzneipflanzenkunde« der Universität Würzburg zu, der jedes Jahr eine besonders wertvolle Heilpflanze auswählt.

Pfefferminze anders betrachtet

Die Pfefferminze fällt durch ihre duftenden Blätter auf, wodurch sie einen harmonisierenden Bezug zu den Rhythmen des Menschen hat. Sie bevorzugt kühlere, feuchte Regionen, darin unterscheidet sie sich von ihren Familienmitgliedern wie Lavendel oder Rosmarin. In der Auseinandersetzung mit dem Kühlen entwickelt die Pfefferminze besonders durchwärmende, anregende Kräfte, die einer ins Stocken geratenen Verdauung, der das Feuer fehlt, zugutekommen.

Garten-Ringelblume

Synonyme: Butterblume, Goldblume, Ringelrose, Sonnenwende, Totenblume
Wissenschaftlicher Name: Calendula officinalis L.
Familie: Asteraceae (Korbblütengewächse)
Heimat: ursprünglich vermutlich Mittelmeerraum, heute fast weltweit verbreitet
Inhaltsstoffe: ätherisches Öl, Saponine, Carotinoide, Xanthophylle, Bitterstoffe, Schleime, Flavonoide

Beschreibung

Warum sie Ringelblume genannt wird, weiß, wer diese dankbare Sommerblume schon einmal selber ausgesät hat. Nicht die Blüten oder Blätter sind es, sondern die samenartigen Trockenfrüchte, das, was wir als Samen kennen, die sich vielgestaltig, mal mehr, mal weniger stark ringeln, Halbkreise oder nur kleine Häkchen bilden. Sehr zuverlässig keimt diese einjährige Heilpflanze, die auf kräftigen, filzig behaarten Stängeln bis zu 70 Zentimeter hoch wird. Sie erfreut uns ab Juni bis weit in den Oktober hinein mit ihren Blüten, die bis zu vier Zentimeter groß werden und in kräftigen Gelb- und Orangetönen weithin sichtbar den Garten erleuchten, kleinen Sonnenscheinen gleich.

Verwendung

Die Ringelblume ist eines der besten Wundheilkräuter und hilft mit ihrer entzündungshemmenden und wundheilungsfördernden Wirkung sogar bei Unterschenkelgeschwüren. Einsatz findet sie in Form von Salben, Essenzen, Gelen und Ölen. In der Hautpflege wird sie besonders bei verletzter,

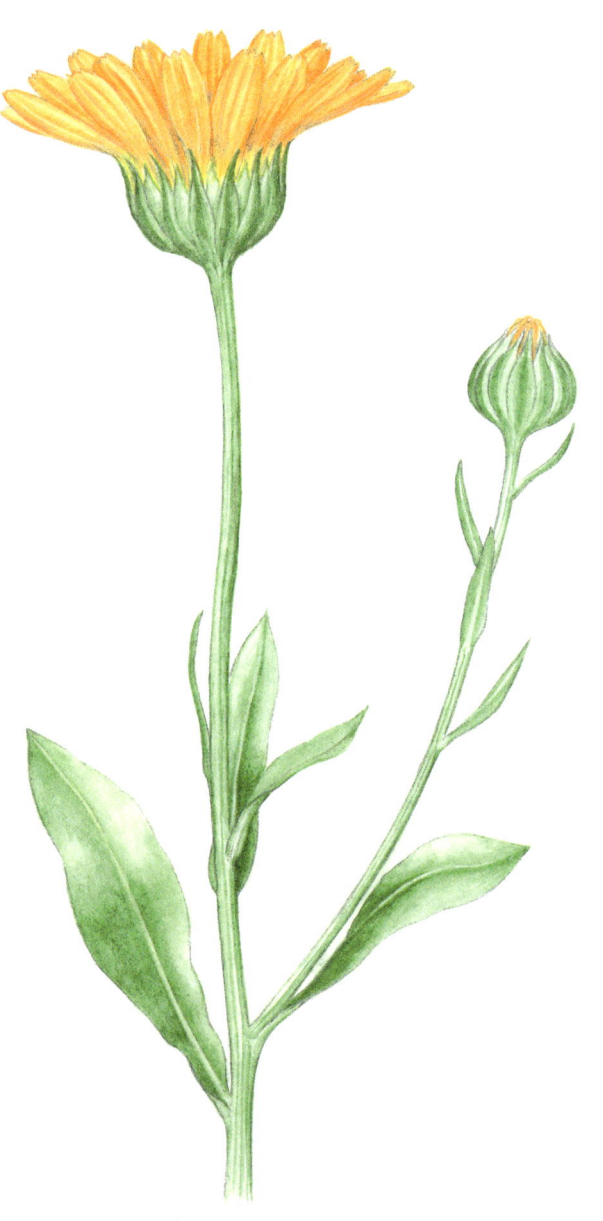

gereizter, empfindlicher und entzündeter Haut angewandt. Sie greift tief in den Stoffwechsel ein, reguliert die Blutzirkulation der Haut und steigert den Hauttonus. Auch entzündete Brustwarzen, Verbrennungen, Quetschungen und Sonnenbrand lassen sich mit der Ringelblume behandeln. Da sie blutreinigend wirkt, wird sie bei chronischen Ekzemen, Furunkeln, Pickeln und Pubertätsakne verwendet. Als Tee eingenommen, löst sie leichte Krämpfe, beeinflusst die Gallenausscheidung und fördert so die Verdauung.

Wissenswertes
Die Ringelblume vollzieht den Sonnenlauf mit ihren Blüten nach: Mit Anbruch des Tages öffnet sie ihre Blüten und verschließt sie, sobald die Sonne wieder untergeht. Dies veranlasste die Botaniker, ihr den wissenschaftlichen Namen *Calendula* vom lateinischen *calendae* = der jeweils Erste eines Monats zu geben. Wegen ihres schnellen und ungehemmten Wachstums trägt sie zu Recht auch den Beinamen Wucherblume.
Bereits der astrologisch orientierte Botaniker und Arzt Nicholas Culpepper (1616-1654) schwor auf das Marigold, allerdings zur Stärkung des Herzens. Auch Samuel Müller erwähnte in seinem »Vade-Mecum Botanicum« (1694) einen ganzen Katalog von Übeln, gegen die Calendula gut sein sollte.
Ihr zum Teil aromatischer, aber an Verwesung erinnernder Geruch machte die Ringelblume in der christlichen Mythologie zum Sinnbild für die Erlösung nach dem Tod. Mit ihrer unerschöpflichen Vegetationskraft war sie ein Zeichen für ewig dauerndes Leben und wurde als Totenblume auf die Gräber gepflanzt. In Mexiko gilt sie ebenfalls als Blume

des Todes, von der man glaubt, sie sei aus dem Blut der durch die spanischen Eroberer erschlagenen Indianer entstanden. Im Mittelalter war die goldgelbe Blume, auch Sonnenbraut genannt, der germanischen Göttin Freya geweiht, später der christlichen Maria.

Blumen, die an den wichtigsten Punkten im Sonnenlauf blühen und deren Form der Sonne ähnelt, galten seit je als heilige Blumen. Zu ihnen gehörten neben der Ringelblume das Gänseblümchen (Bellis perennis), das Johanniskraut (Hypericum perforatum, S. 91) und die Wegwarte (Cichorium intybus, S. 203). Die Ringelblume durfte bei keinem Liebeszauber fehlen. Pflanzte oder säte ein Mädchen die Niewelkblume in die Fußspuren des Geliebten, musste er – ob er wollte oder nicht – für immer zu ihr kommen. Auch in Spanien waren die Hexenmeister von ihrer Zauberkraft überzeugt und trugen sie als Talisman stets bei sich.

Ringelblume anders betrachtet

Üppigkeit und Sonnenhaftes – das sind die Attribute, die einem schnell zum Wesen der Ringelblume einfallen. Geradezu wuchernd erobert sie während ihres kurzen Lebens ihre Umgebung, schiebt Blatt um Blatt und Blüte um Blüte, unermüdlich, bis der Frost ihr Wachstum beendet. Ihr üppig wachsendes Blätterwerk wird von der sonnenhaften Blüte gekrönt und zum Einhalten gemahnt. Die Blüte bringt zum ordnenden Abschluss, was sonst nur krautig wuchern würde. Verwesender Geruch umhüllt dieses kraftvolle Wachstum, als ob die Ringelblume jederzeit Gefahr liefe, sich im Überschießenden zu verlieren. So ähnelt sie mit ihrem Wesen dem verletzten Gewebe, das mit Entzündung reagierend totes Gewebe eitrig abstößt. Neu wucherndes Gewebe muss geformt werden und einem ordnenden Prinzip folgen. Die Ringelblume unterstützt diese Prozesse besonders bei schlecht heilenden, entzündeten Wunden.

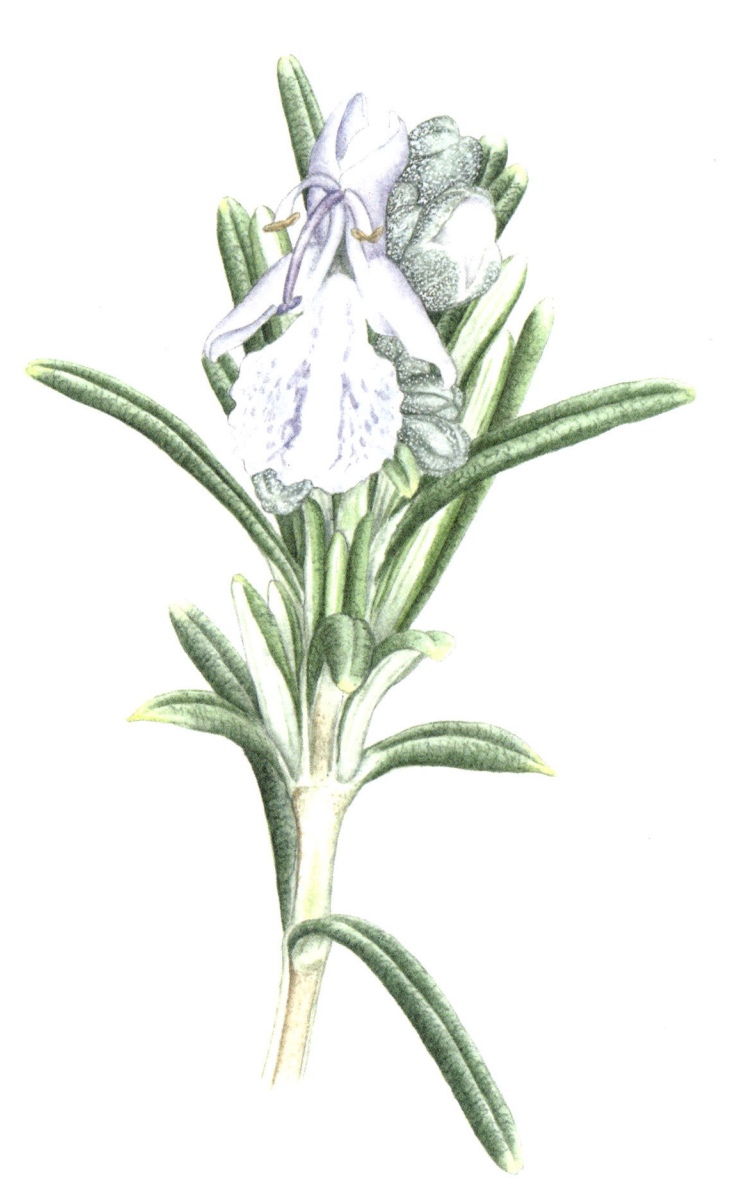

Garten-Rosmarin

Synonyme: Anthoskraut, Brautkleid, Hochzeitsbleaml, Kid, Kranzenkraut, Mariareinigung, Meertau, Merdow, Rödelimarie, Rosemarie, Weihrauchkraut
Wissenschaftlicher Name: Rosmarinus officinalis L.
Familie: Lamiaceae (Lippenblütengewächse)
Heimat: Mittelmeer
Inhaltsstoffe: ätherisches Öl, Harze, Gerbstoffe, Flavonoide, Bitterstoffe

Beschreibung

Grillenzirpen, die kräftige Sonne im Gesicht, klare, würzige Luft. Düfte erzählen Geschichten. Rosmarin führt Bilder aus seiner Heimat mit sich, aus dem Mittelmeerraum, wo dieser mit bläulich-grünen, nadeligen Blättern übersäte Strauch mehr als zwei Meter hoch werden kann. Von März bis Mai zieren ihn blassblaue Blütchen mit Lippen und Helmen, die im oberen Teil der Zweige angeordnet sind. Besonders liebt dieser immergrüne Strauch die trockenen, heißen Hänge. Die nadelförmigen Blätter sind Ausdruck der Anpassung an diese Trockenheit. Ihre reduzierte Oberfläche bewahrt sie vor zu großer Verdunstung. Frost verträgt die ursprüngliche Form nur mäßig, deshalb kann sie in unseren Gefilden ganzjährig draußen nur an geschützten Stellen kultiviert werden. Mittlerweile gibt es winterharte Züchtungen, die bis zu minus 15 Grad Celsius widerstehen.

Verwendung
Rosmarin tonisiert den Kreislauf und gleicht das Nervensystem aus. Er findet Einsatz bei Oberbauchkoliken, Rheuma, Gicht, chronischen Schwächezuständen und niedrigem Blutdruck. Innerlich hilft er bei Völlegefühl, Blähungen und leichten krampfartigen Magen-, Darm- und Gallenstörungen. Sparsam als Gewürz verwendet, macht er alle Speisen bekömmlicher.

Wissenswertes
Über den Ursprung des Wortes Rosmarin ist man sich nicht einig. Die einen gehen vom griechischen *rhops myrínos* = wohlriechender Strauch aus. Andere erklären die Namensherkunft aus den lateinischen Wörtern *ros* = Tau und *mare* = Meer, was auf den Rosmarinstandort in Küstengebieten hinweisen würde.
Der Rosmarin war im Altertum in seiner Heimat der Göttin Aphrodite geweiht und galt Göttern wie Menschen als Schmuck. Im ersten Jahrhundert brachten kolonisierende Mönche den Rosmarin über die Alpen mit nach Nordeuropa. Als Aqua vita Reginae Hungariae fand er schriftliche Erwähnung im 14. Jahrhundert. Dieses Destillat aus frischen Rosmarinblüten, Zitrusfrüchten und weiteren Pflanzen aus dem Kräutergarten der Visegrád-Burg soll Elisabeth geb. Prinzessin von Polen (1305-1380), die Mutter von Ludwig dem Großen von Ungarn und Polen (1326-1382), von ihren italienischen Leibärzten kreiert bekommen haben, um damit ihre Gicht zu behandeln. In einer Bibel versteckt, geriet das Rezept jahrhundertelang in Vergessenheit, bis es im 16. Jahrhundert wiederentdeckt wurde.
In alten Brauchtümern findet sich der Rosmarin als Symbol

der Liebe und als Hochzeitsschmuck. Es hieß, wen man mit einem blühenden Rosmarinzweig berühre, würde bald in Liebe entbrennen und heiraten. Männern, denen der Rosmarinduft nichts bedeute, seien zu keiner echten Liebe fähig. Aber auch als Totenpflanze gilt der Rosmarin.

Rosmarin anders betrachtet

Wenn wir wissen möchten, wie eine Pflanze duftet, stecken wir unsere Nase spontan in die Blüte. Aus ihr entströmt normalerweise das Aroma der ätherischen Öle. Ganz anders beim Rosmarin: Nicht seine Blüten, sondern die Blätter duften. Sie verströmen weithin ihren Duft, ziehen sich aber zu schmalen Nadeln zusammen, die kaum mehr Blatt zu nennen sind. Die Sonne hat hier formend ihre Spuren hinterlassen, jene kraftvolle Sonne der mediterranen Sommer, die der Rosmarin so liebt und in sich sammelt, um sie an uns zu verschenken. So durchwärmt der Rosmarin und ist gleichzeitig formgebend, strukturierend und anregend.

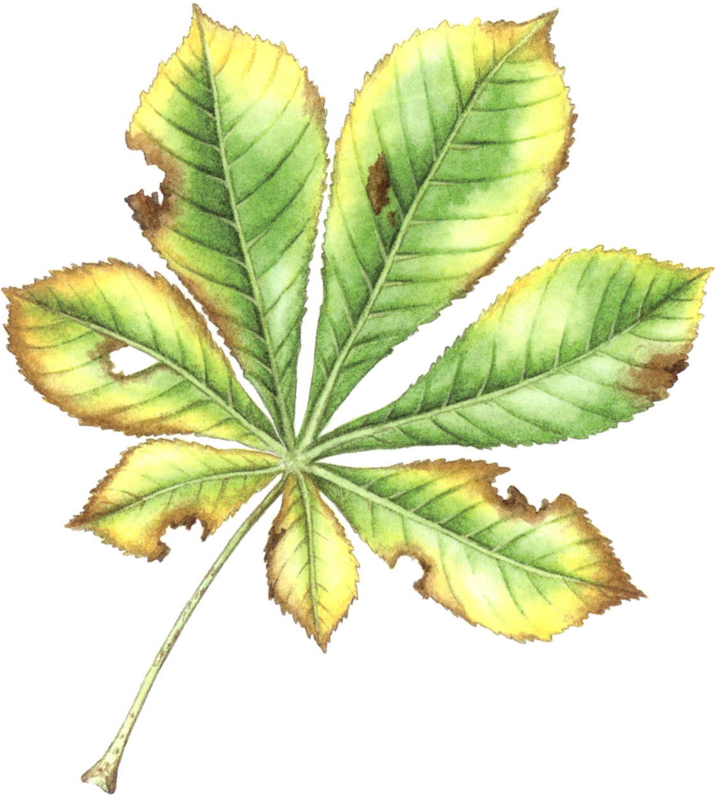

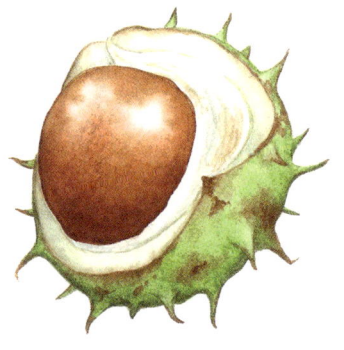

Gewöhnliche Rosskastanie

Synonyme: Drusenkesten, Gichtbaum, Judekest, Kastandel, Kastangel, Kescheze, Keschte, Kristanje, Vexierkescht, Wildi Kest
Wissenschaftlicher Name: Aesculus hippocastanum L.
Familie: Hippocastanaceae (Rosskastaniengewächse)
Heimat: nördliches Griechenland, Kaukasus
Inhaltsstoffe: Samen: Aescin, Gerbstoffe. Rinde: Aesculin, Gerbstoffe

Beschreibung

Zweimal im Jahr erheischt die Rosskastanie unsere Aufmerksamkeit in besonderer Weise: im Mai, wenn die imposanten, kerzenförmig angeordneten Blüten sich in ihrer ganzen Pracht dem Frühlingshimmel entgegenstrecken, und ab September, wenn der Klang herunterfallender Kastanien den Herbst einläutet. Im Sommer spendet dieser eindrucksvolle, mehr als 30 Meter hoch werdende Baum mit seinen siebenfingrigen großen Blättern manch idyllisches Schattenplätzchen. Die Blüten der bis zu 300 Jahre alt werdenden Kastanie verraten den bestäubenden Insekten mit ihrer Farbe, ob sie bereits befruchtet sind. Ein gelber Fleck auf den weißen Blättern unbefruchteter Blüten färbt sich dann rot. Für die Insekten ist der Anflug auf die befruchteten Blüten nicht mehr interessant, weil nur unbefruchtete Blüten zuckerreichen Nektar und Pollen im Überfluss produzieren. Die kunstvoll gebogenen, aus der Blüte herausragenden Staubblätter verfügen über 26 000 Pollen pro Staubblatt und 42 Millionen pro Blüte. Das ist einmalig in der Flora. Nur aus der untersten Blütenreihe in einem Blütenstand entwickeln sich die stacheligen Kapselfrüchte. Sobald sie reif sind, fallen sie herunter und platzen auf, sodass die rotbraun glänzenden Samen wegrollen können. Ein kluger Trick der Natur, die Wissenschaftler bezeichnen dies als Schwerkraftwanderung.

Verwendung

Extrakte aus der Rosskastanie wirken auf das gesamte Gefäßsystem, speziell die Venen. Sie festigen die Aderwände und fördern die Durchblutung der feinsten Blutgefäße. Sie wirken gleichzeitig entwässernd und festigend auf das Gewebe, zum Beispiel auch auf das Zahnfleisch. Die beiden wichtigen Inhaltsstoffe sind das Aesculin in der Rinde und das Aescin in den Samen. Die fluoreszierende Cumarinverbindung Aesculin regt den Stoffwechsel an und fördert die Durchblutung. Mit ihrer Eigenschaft, ultraviolette Strahlung zu binden, ergibt sie einen natürlichen Sonnenschutz.

Der seifenartig schäumende Stoff Aescin wirkt gewebeentwässernd und verhindert gleichzeitig neue Wasseransammlungen im Gewebe. Dieses Wirkungsspektrum macht die Rosskastaniensamen zu einem der wichtigsten Arzneimittel gegen Hämorrhoiden und Gefäßerkrankungen, speziell Venenleiden. Die Volksheilkunde setzt Tinkturen, Tees und Breiumschläge gegen Venenleiden, rheumatische Beschwerden oder gegen Husten ein.

Wissenswertes

Der Name Kastanie ist direkt aus der griechischen Bezeichnung *kástanon* = Esskastanie übertragen. Aber warum »Ross«kastanie? »Die Türken nennens Roßcastanien, darumb das sie den keichenden Rossen sehr behulflich sind.« So steht es bei dem deutschen pflanzenkundigen Arzt Leonhart Fuchs (1501-1566) in seinem 1543 erschienenen »New Kreüterbuch«. Der wissenschaftliche Name *Aesculus* soll sich möglicherweise vom lateinischen *edere* = essen ableiten.

Erst in der zweiten Hälfte des 16. Jahrhunderts gelangte die Rosskastanie aus ihrer ursprünglichen Heimat Griechenland nach Mitteleuropa. Die stärkehaltigen Kastanien, die Samen des Rosskastanienbaums, fanden dort schnell Verwendung als Mast- und Wildtierfutter sowie als Stärkelieferant. Auch wenn lange der Glaube herrschte, drei Kastanien in der Tasche zu tragen, wehre verschiedene Krankheiten ab, erkannte man die eigentliche Heilkraft der Rosskastanie erst Ende des 19. Jahrhunderts. Bis dahin gewann man aus den Samen einen besonders haltbaren Kleister für Buchbinder und Tapezierer. Maden und Insekten mieden diesen wegen seiner Bitterkeit.

Mit getrockneten Kastanien in einem Stoffsäckchen lassen sich wohltuende Fußmassagen machen: einfach die Füße draufstellen und leicht hin und her bewegen.

Rosskastanie anders betrachtet

Die Kastanie lebt in der Polarität von Licht/Leichtigkeit und Dunkelheit/Schwere. Die Samen keimen in der Dunkelheit des schweren Erdreiches. Der ans Tageslicht gelangte Spross strebt mit eiligem Tempo dem Licht entgegen: Bereits im ersten Jahr erlangt der junge Baum die Höhe von einem halben Meter und beschattet sofort den Grund, auf dem er wächst, mit seinen großen Blättern. Die im Frühjahr frisch treibenden Blätter mit ihrem zarten, durchlichteten Grün werden mit zunehmendem Alter immer dunkler und schwerer. Wenn Pflanzen Polaritäten überwinden, schenken sie uns dieses Können als Heilpflanze. So gesehen helfen Kastanien den Venen, die Schwere zu überwinden.

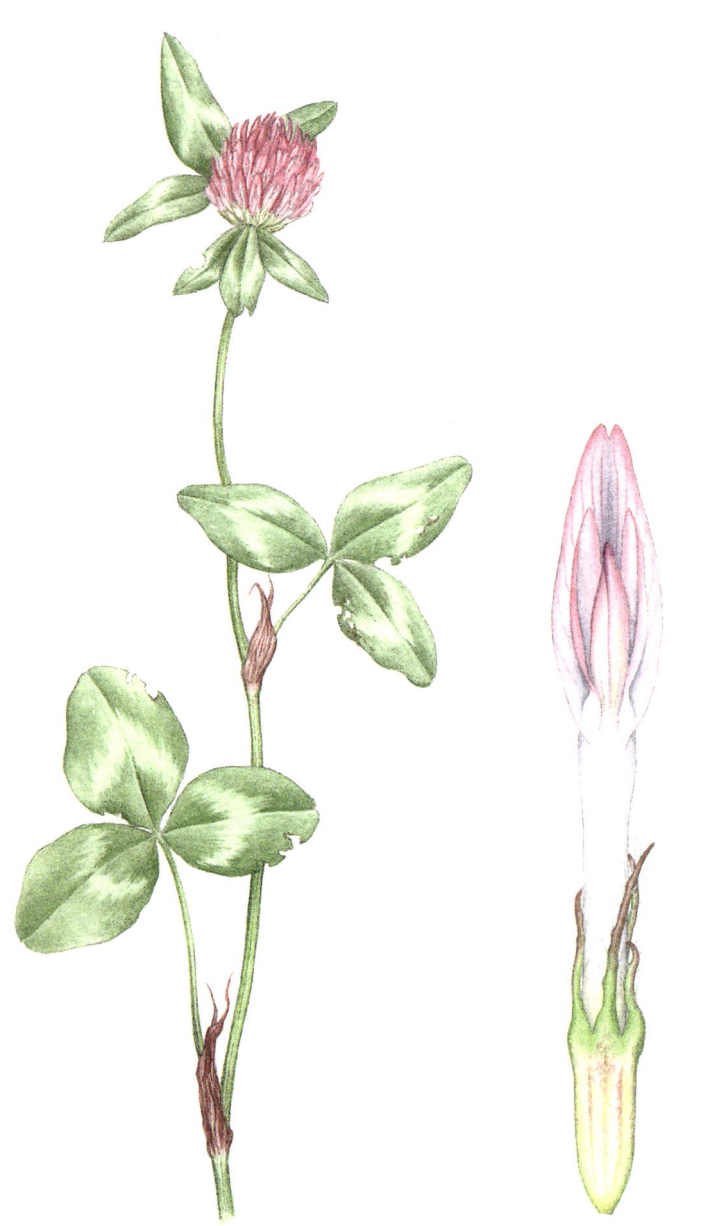

Wiesen-Rotklee

Synonyme: Futterklee, Honigklee, Mattenklee, Wiesenklee
Wissenschaftlicher Name: Trifolium pratense L.
Familie: Fabaceae (Schmetterlingsblütengewächse)
Heimat: Europa, Asien
Inhaltsstoffe: Flavonoide, Phytoöstrogene (Isoflavone), darunter Genistein, Daidzein, Biochanin A und Formononetin, ätherische Öle, Gerbstoffe

Beschreibung

Von Mai bis September lugen die kugeligen rot-weißen Igelköpfchen des Rotklees aus den Wiesen hervor. Die bis zu 50 Zentimeter langen, oft rot überlaufenen Kleestängel wachsen teppichartig aus einem kurzen Wurzelstock. Die dreiblättrigen, länglichen Kleeblätter tragen in der Mitte einen charakteristischen helleren Fleck, Stängel wie Blätter sind weißlich behaart. Im Blütenkopf sind zahlreiche längliche Einzelblütchen vereint, die nur von langrüsseligen Hummeln besucht und bestäubt werden. Sie lieben die Rotkleeblüten, da sie reich an Nektar sind.

Wie alle Schmetterlingsblütler geht der Rotklee in den Wurzeln eine Symbiose mit den so genannten Knöllchenbakterien (Rhizobiaceae) ein, um seine Stickstoffversorgung zu optimieren. Stickstoff ist essentiell wichtig für den Aufbau von Proteinen und dem Erbmaterial DNA. Er muss allerdings in einer gebundenen Form, zum Beispiel als Nitrat oder Harnsäure, vorliegen, sonst können ihn die meisten Lebewesen nicht aufnehmen. In dieser gebundenen Form ist er allerdings oft nur begrenzt verfügbar. Knöllchenbakterien sind innerhalb der Symbiose in der Lage, den elementaren

Stickstoff zu binden und für sich sowie den Rotklee verfügbar zu machen.

Verwendung
Durch seine Gerbstoffe hilft Rotklee gegen Schleimhautentzündungen verschiedenster Art, zum Beispiel innerlich bei Durchfall. In Form von Umschlägen fördert er die Wundheilung. Die Volksmedizin nutzt Rotkleetee gegen Husten.
Rotklee ist zudem besonders reich an Isoflavonen – Substanzen, die den Östrogenen sehr ähnlich sind und deshalb als Phytoöstrogene bezeichnet werden. Die Haut unterstützen sie bei vorzeitigen Alterungserscheinungen. Innerlich helfen isoflavonreiche Rotkleeextrakte bei Wechseljahresbeschwerden, und das bei sehr guter Verträglichkeit.

Wissenswertes
Der Gattungsname *Trifolium* von lateinisch *tres, tria* = drei und *folium* = Blatt beschreibt das dreigeteilte Kleeblatt, wohingegen der Namenszusatz *pratense* von lateinisch *pratum* = Wiese den Standort des Rotklees bezeichnet.
Für die Landwirtschaft ist der eiweißreiche Rotklee die bedeutendste Futterpflanze. Rotklee ist so vital und regenerationsfähig, dass er mehrmals im Jahr geschnitten werden kann. Er liefert laufend hochwertiges Futter für Rinder und versorgt letztendlich den Menschen über die Kuhmilch mit Eiweiß. Durch die Symbiose mit den Knöllchenbakterien reichert er nebenher den Boden mit Stickstoffverbindungen an. Gründüngung nennt man das. Erste Erwähnungen des Kleeanbaus stammen aus dem 11. Jahrhundert. Hildegard von Bingen (1098-1179) wies in ihrer »Physica« auf die Heilwirkungen des Rotklees hin, und auch die Kräuter-

bücher des 16. Jahrhunderts sprechen von seinen Heilkräften.

Der Glücksklee mit seinen vier Blättern findet besonders zur Jahreswende weite Verbreitung. Dabei erliegen wir heutzutage zwei Irrtümern. Die vier Blätter sind eigentlich eines, das aber viergliedrig unterteilt ist. Zweitens ist der in vielen Geschäften verkaufte Glücksklee ein Sauerklee (Oxalis tetraphylla) und überhaupt nicht mit unserem Klee verwandt, der traditionell eigentlich der Glücksbringer ist.

Zurück geht dieser alte Glaube auf die Kelten, wenn man außer Acht lässt, dass bereits Eva bei der Vertreibung aus dem Paradies einen vierblättrigen Klee zur Erinnerung an die glücklichen Tage mitgenommen haben soll. Den Kelten galt der Göttinnen-geweihte Klee als Glückssymbol und Talisman gegen böse Geister, der Zauber abwehren konnte oder hellseherische Fähigkeiten verlieh. In blühendem Klee sah man die Fußstapfen der keltischen Göttin, schon allein deshalb war er segensreich. Das dreiblättrige Kleeblatt stand für die höchsten Mysterien: für die immer dreigestaltig erscheinenden Gottheiten, die dreiteilige Gesellschaft aus einfachem Volk, Helden und Druiden, ebenso wie für den Druidenstand selbst, der sich in Philosophen (die Druiden als solche), Barden (Sänger) und Vaten (Schamanen) aufteilte. Das vierblättrige Kleeblatt hingegen versinnbildlichte die perfekte Ausgeglichenheit und war Inbegriff des Glücks. Wer es ungesucht fand, dem war das Glück gewiss.

Die Iren ehren den Klee noch heute als Nationalsymbol. Den Shamrock, wie der Klee auf Irisch heißt, tragen alle Iren weltweit an ihrem Nationalfeiertag, dem St. Patrick's Day, am 17. März. Diese Sitte geht auf den heiligen Patrick (ca. 389-461) zurück. Er soll während der Christianisierung Irlands die Dreieinigkeit von Vater, Sohn und Heiligem Geist erfolgreich mithilfe eines Kleeblattes erklärt haben. Die alten Riten der Kelten spielen in Irland ebenfalls bis heute eine Rolle, zum Beispiel ergänzt Rotklee den Brautstrauß als altes Zeichen für Liebeszauber und Fruchtbarkeit. Unendlich viele Geschichten aus dem Volksglauben ließen sich ergänzen, von vierblättrigem Klee, der Reisende vor Unglück schützt, Geistliche während der Predigt durcheinanderbringt, den Träger befähigt, Hexen zu erkennen, oder die baldige Verheiratung nach sich zieht. Die englische Redewendung »to life in clover« heißt übersetzt in etwa »wie Gott in Frankreich leben«.

Die Ursache dafür, dass mancher Klee viergeteilte Blätter trägt, ist übrigens bis heute nicht geklärt. Wahrscheinlich liegt eine genetische Mutation zugrunde, eventuell verbunden mit Umweltfaktoren als Auslöser. Bisweilen findet man sogar noch stärker gegliederte Kleeblätter.

Sanddorn

Synonyme: Audorn, Dünendorn, Fasanenbeere, Haffdorn, Korallenstrauch, Rote Schlehe, Sandbeere, Seedorn, Stranddorn, Weidendorn, Zitrone des Nordens
Wissenschaftlicher Name: Hippophae rhamnoides L.
Familie: Elaeagnaceae (Ölweidengewächse)
Heimat: Europa, Vorderasien
Inhaltsstoffe: Vitamin C, Provitamin A, Vitamine der B-Gruppe, besonders Vitamin B12, Vitamin E, Flavonoide, Mineralstoffe, Fruchtsäuren, Palmitoleinsäure, Sterole, essentielle Fettsäuren

Beschreibung

Mit seinen eleganten weißsilbrigen, nadelförmigen Blättern und den leuchtend gelben bis orangefarbenen Früchten mutet der Sanddorn recht fremdländisch an. Vor 17 000 Jahren soll er mit der Eiszeit aus Tibet nach Europa gekommen sein, fühlt sich aber seitdem bei uns am Meer in Sanddünen, im Uferbereich von Flüssen und Bächen sowie an Böschungen in der vollen Sonne wohl. Bis zu fünf Meter hoch kann dieser Strauch werden, der seine Hauptwurzel tief in die Erde treibt und von ihr flach kriechende Seitenwurzeln ausschickt. Er hat dadurch selbst in eher rutschigem Gelände einen guten Stand und wird deshalb gern zur Böschungsbefestigung angepflanzt. Unter den dornigen Sträuchern gibt es weibliche und männliche, die zwischen März und Mai noch vor dem Blattaustrieb kleine, unscheinbare weibliche oder männliche Blüten tragen. Die nur fünf Millimeter großen weiblichen Blütchen locken mit würzigem Honigduft Insekten an. Nötig wäre dies für die Befruchtung indes nicht, da die Pollen der männlichen Blüten vom Nachbarstrauch mit dem Wind

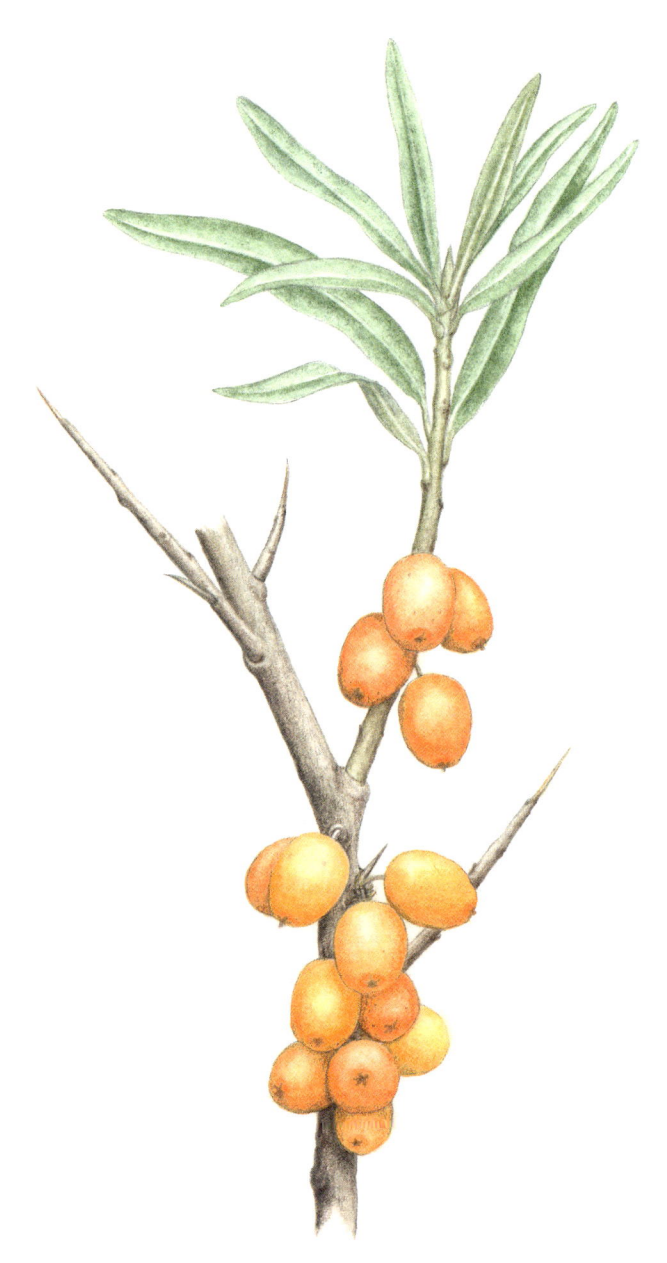

angeflogen kommen. Die bis zu einem Zentimeter großen, dicht gedrängt stehenden, leicht behaarten Früchte werden im August bis September reif.

Verwendung

Aus den frischen Früchten lässt sich ein überaus Vitamin-C-reicher Saft gewinnen, der bei Erkältungen und fiebrigen Erkrankungen unterstützend hilft.

Aus den Samen lässt sich ein fettes Öl gewinnen, das in der russischen Medizin gegen chronisch verlaufende Hautkrankheiten und Akne sowie wegen seiner antibakteriellen Wirkung zur Wundbehandlung genutzt wird. Ein aus dem Fruchtfleisch gewonnenes Öl soll bei Strahlenschädigungen der Haut helfen.

Auch in Kosmetik wird Sanddornöl gerne verwendet. Die darin enthaltene Kombination aus Vitamin E und Provitamin A bindet freie Radikale und schützt die Haut bei Sonne, Trockenheit und Wind. Das Öl unterstützt die Hautregeneration und soll so der Hautalterung entgegenwirken. Trockene, rissige Haut wird wieder elastisch.

Wissenswertes

Im alten Griechenland behandelte man mit Sanddornblättern und jungen Sprösslingen das Fell von Pferden, das dadurch besonders glänzend wurde. Dies erklärt, warum sich der wissenschaftliche Gattungsname *Hippophae* von *hippos* = Pferd und *phaes* = leuchtend ableitet. Der botanische Namenszusatz *rhamnoides* = dornenartig beschreibt die dornige Seite des Sanddorns.

Sanddorn ist den Menschen schon lange bekannt. Die chinesische und tibetische Medizin schätzt ihn bereits seit 2000

Jahren und setzt ihn besonders zur Mobilisierung der Lebensgeister ein, wenn man sich abgeschlagen, geschwächt oder müde fühlt. Vor mehr als tausend Jahren breitete sich Sanddorn in der Mongolei und in Russland aus und wurde vielseitig genutzt. Aus Russland stammt das alte Rezept, Sanddornöl mit Sonnenblumenöl aus dem Saft der Beeren zu extrahieren. Dieses Mittel wurde zur Heilung von Quetschungen, Geschwüren und Verbrennungen eingesetzt, aber auch gegen Haarausfall. In Frankreich mästete man mit Sanddornblättern Schafe, um deren Fell und der Wolle einen besonderen Glanz zu verleihen.

In den Samenschalen des Sanddorns lebt ein Mikroorganismus namens Actinomyces, der in Symbiose mit seinem Wirt solche Mengen des lebenswichtigen Vitamins B_{12} erzeugt, wie man sie sonst nur in Fleisch findet. Sanddorn gewinnt dadurch für die vegetarische Ernährung eine besondere Bedeutung. Auch mit allen anderen Inhaltsstoffen scheint der Sanddorn reich gesegnet: Er enthält zum Beispiel neunmal so viel Vitamin C wie Zitrusfrüchte. Aus den vitaminreichen Beeren werden Säfte, Sirup, Mus, Gelee, Liköre und Edelbrände hergestellt. In Kombination mit anderen Früchten wird der leicht herbe Geschmack des Sanddorns gemildert.

Auch in der Erde lebt der Sanddorn in nützlicher Symbiose: mit einem Strahlenpilz. Das Pilzgeflecht (Mykorrhiza) lebt dort in seinen Wurzeln und bindet Stickstoff aus der Luft, der vom Sanddorn als wertvoller Dünger aufgenommen werden kann. Mithilfe dieser Zusatzversorgung kann der Sanddorn problemlos selbst auf sandigen Böden gut gedeihen.

Sanddorn anders betrachtet

Sanddorn ist ein Sonnenkind, das es gerne hell mag. Die Farbe seiner Beeren scheint diese Vorliebe zu spiegeln: Wie lauter kleine untergehende Sonnen drängen sie sich am Zweig zusammen. Mit der intensiven Sonneneinstrahlung weiß er gut umzugehen. Die nadelförmigen Blätter mit geringer Verdunstungsoberfläche schützen ihn vor Austrocknung. Die saftigen und erfrischenden Früchte wirken neben den spitzigen Blättern und Dornen wie ein Kontrapunkt. Vielleicht ist es das, was den Sanddorn zur vitalisierenden Pflanze macht.

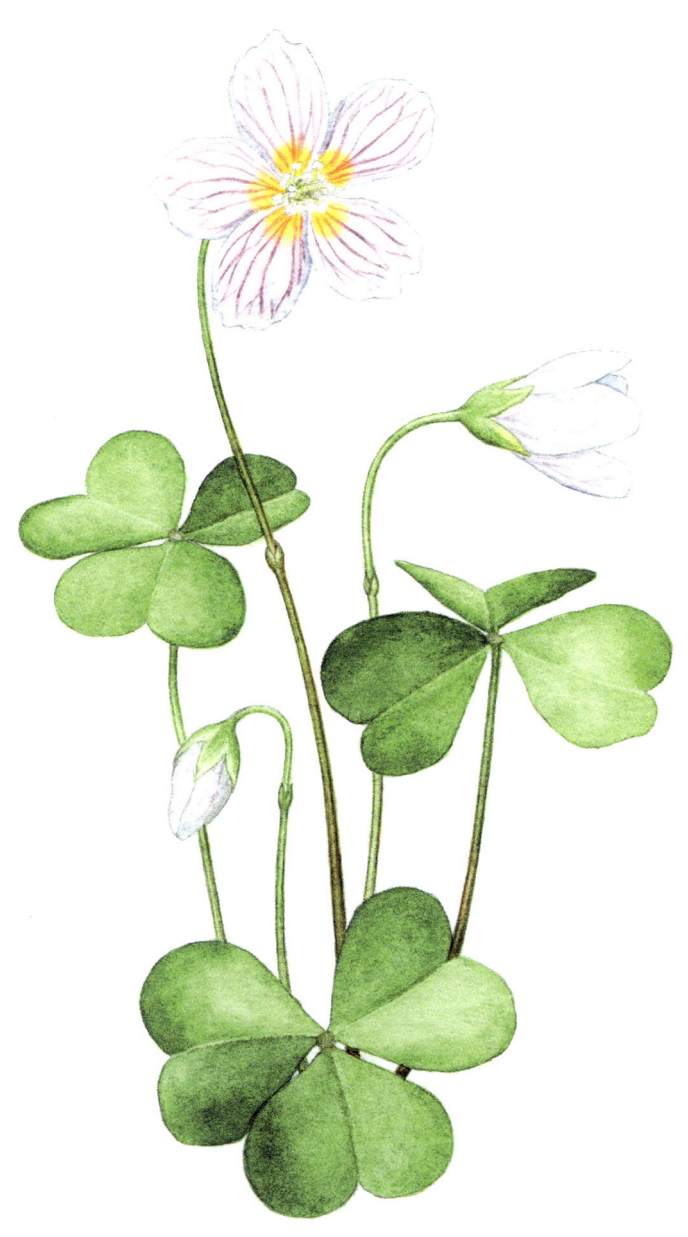

Waldsauerklee

Synonyme: Buchampfer, Buchklee, Chäs und Brot, Hasenbrod, Hasenklee, Hasenmoos, Holzklee, Kuckucksbrot, Kuckuckssalat, Sauerklee, Süppli
Wissenschaftlicher Name: Oxalis acetosella L.
Familie: Oxalidaceae (Sauerkleegewächse)
Heimat: Europa, Nordamerika
Inhaltsstoffe: Oxalsäure und ihre Kaliumsalze

Beschreibung

Bei Waldspaziergängen erfreut einen besonders im Frühjahr in schattigen Lagen ein intensiv leuchtendes frisches Grün: der bis zu 15 Zentimeter hoch wachsende Waldsauerklee. Von April bis Juni trägt er weiße, rot geäderte, fünfblättrige Blüten. Die herzförmigen, zu dritt angeordneten Blätter können sich durch einen Zelldruckmechanismus in verschiedenen Situationen zusammenklappen, sei es durch Erschütterung, zu viel Wärme oder Licht oder im Lauf des Tagesrhythmus. Erstaunlich ist, wie der Sauerklee in den Morgenstunden die Blätter pendelartig schwingen lässt, als wollte er den neuen Tag begrüßen. Zur Nacht hingegen klappt er die Blätter ein. Auch die Blüten schließen sich in der Abenddämmerung und neigen ihre Köpfchen hinab, ganz so, als lege sich die Pflanze schlafen.
Nur im feuchten Halbschatten fühlt sich der Sauerklee wohl. Keine heimische Blütenpflanze gedeiht bei so wenig Licht wie er. Bereits bei zehn Prozent des Tageslichtes hat er seine volle Photosyntheseleistung erreicht. Selbst bei nur einem Prozent Tageslicht kann er überleben. In schattigen Gründen bildet er konkurrenzfrei große Teppiche, indem sich sei-

ne Stängel unterirdisch horizontal verzweigen. Aus so genannten Laubblattblasen, die sich an diesen Stängeln bilden, entstehen neue Blattbüschel und Seitensprosse.
Wenn seine Samen reifen, schießt der Sauerklee um sich. In den Samenkapseln baut sich ein Druck bis zu 17 Bar auf, der die ausgereiften Samen an die zweieinhalb Meter weit von der Mutterpflanze wegschleudert. Dabei landet schon mal ein Samenkorn auf einem Baum, wo der Sauerklee ebenfalls gedeiht. Auf feuchtem Grund gelandet, dehnt sich ein Schwellgewebe im Samen aus, das diesen aufplatzen und nochmals bis zu einem Meter weit springen lässt.
Übrigens entwickelt der Sauerklee nicht nur die leuchtenden weißen Blüten, die sich der Bestäubung durch Bienen und Hummeln öffnen. Im Sommer und Herbst wachsen stecknadelkopfgroße Blüten, die geschlossen bleiben und sich selbst bestäuben. Warum diese in der Fachsprache als kleistogam bezeichneten Blüten entstehen, ist nicht geklärt.

Verwendung
Die Anthroposophische Medizin verwendet den Sauerklee zur Harmonisierung des Stoffwechsels, bei Gallenkoliken, Magen-Darm-Krämpfen, zur Anregung der Lebertätigkeit und bei Neigung zur Steinbildung sowie zur Schockbehandlung. Die Volksheilkunde setzt den Sauerklee als Ätzmittel bei Hauterkrankungen, als Brechmittel und als Gegenmittel bei Arsen- und Quecksilbervergiftungen ein. Da er einen gewissen Gehalt an Vitamin C besitzt, wurde er zudem gegen Skorbut (Vitamin-C-Mangel) gegeben. Aber Vorsicht! Der menschliche Magen verträgt nur wenige frische Blätter. In größeren Mengen gegessen, verursacht der Sauerklee Reizungen im Magen-Darm- oder Nierenbereich.

Wissenswertes
Der wissenschaftliche Gattungsname *Oxalis* leitet sich von griechisch *oxýs* = sauer und *hális* = Salz ab. *Acetosella*, vom lateinischen *acetum* = Essig, saurer Wein, benennt ebenso den sauren Charakter der Pflanze.
Erste schriftliche Nachweise des Sauerklees als Heilpflanze finden sich in den Aufzeichnungen des griechischen Arztes und Dichters Nikandros von Kolophon (um 150 v. Chr.).
Im Mittelalter war die zarte Pflanze im Frühjahr als Zutat zu Suppen, Salaten und Spinat so beliebt, dass sie in England im 15. Jahrhundert sogar in Kultur genommen wurde. Erst der von den Franzosen bevorzugte Sauerampfer (Rumex acetosa) ließ den Sauerklee in Vergessenheit geraten.
Aus Sauerklee wurde lange Zeit das Salz der Oxalsäure gewonnen, das die Textilfärberei zur Beseitigung von Tinten- und Rostflecken, zum Bleichen von Stroh, Stearin und zum Putzen von Kupfer und Messing einsetzte. Seit sich dieses Salz synthetisch herstellen lässt, hat Sauerklee seine Bedeutung in dieser Hinsicht verloren. Die Gewinnung war zudem recht aufwändig. Hauptsächlich im Schwarzwald hatte sich eine Industrie zur Sauerklee-Verarbeitung angesiedelt. Für 500 Gramm Säure musste man etwa 75 Kilogramm Sauerkleeblätter sammeln.
Die Kelten assoziierten den vielseitig bewegten Sauerklee mit den Heinzelmännchen. In Irland gibt es noch heute Darstellungen der Leprechauns immer zusammen mit einem Sauerkleeblatt. Leprechauns sind kleine Wichtel, die sich als unübertreffliche Handwerker hervortun, die Erdschätze hüten, aber den Menschen auch gerne Streiche spielen. Um sich die Leprechauns milde zu stimmen, stellten die Iren ihnen Brot und Milch oder Bier unter den Holunder am Haus

und erhielten als Dank schon mal die handwerkliche Hilfe der kleinen Wesen. Ob der Shamrock, wie der Klee auf Irisch heißt, ein Sauerklee oder ein Rotklee war, ist bis heute nicht geklärt. Näheres darüber ist im Porträt über den Rotklee (Trifolium pratense, S. 149) zu finden.

Nach einem Volksglauben musste der Kuckuck – Zaubervogel, Bote der Liebesgöttin und Symbol der Unsterblichkeit – Sauerklee fressen, um seine Stimme zu bekommen. Daher rühren Volksnamen wie Kuckucksbrot oder Kuckuckssalat.

Sauerklee anders betrachtet

Der zarte Sauerklee ist eine wahrlich bewegte Pflanze, die mit ihren Blatt- und Samenbewegungen etwas Beseeltes, nach oben Strebendes zu besitzen scheint. Als Gegenpol ist er weit verzweigt der Erde verhaftet. Die erdnah wachsenden Laubblattblasen und geschlossen bleibenden kleistogamen Blüten hocken zusammengekauert nahe der Erde und scheinen sich ganz dem Seelenhaften zu verschließen. Erst mit den Blättern und normalen Blüten überwindet der Sauerklee das Gestaute der unteren Pflanze und öffnet sich. Mit dieser Geste ist er als Heilpflanze aufbauendes Vorbild für den menschlichen Organismus.

Wiesen-Schafgarbe

Synonyme: Achilleskraut, Bauchwehkraut, Beilhiebkraut, Blutstillkraut, Fasankraut, Frauendank, Gänsezungen, Grillenkraut, Grundheil, Kachelkraut, Rippenkraut, Schafzunge, Stichkraut, Tausendblatt
Wissenschaftlicher Name: Achillea millefolium L.
Familie: Asteraceae (Korbblütengewächse)
Heimat: Europa
Inhaltsstoffe: Bitterstoffe, ätherisches Öl, Flavonoide

Beschreibung
Sie gehört zu jenen Gewächsen, die man selbst in kurz geschnittenen Wiesen sofort an ihren charakteristischen Blättern erkennt. Die Blätter der eng mit der Kamille verwandten Schafgarbe sehen aus wie kleine Federn und bilden eine am Boden aufliegende Blattrosette. Aus dieser wächst ein bis zu 60 Zentimeter langer Stängel, der im oberen Teil von Juni bis Oktober weiß anmutende Blüten trägt. Diese Blüten täuschen uns auf zweifache Weise. Auf den ersten Blick sehen sie wie Dolden aus, deren Einzelblüten tellerförmig in einer horizontalen Ebene angeordnet sind. Die Schafgarbe gehört jedoch nicht zu den Doldenblütlern, sondern zur Familie der Korbblütler. Und damit kommen wir zur zweiten Täuschung. Was wie eine Einzelblüte in der so genannten Scheindolde aussieht, besteht in Wirklichkeit aus mehreren kleinen Blütchen, die so geformt und angeordnet sind, dass sie wie eine Blüte wirken.

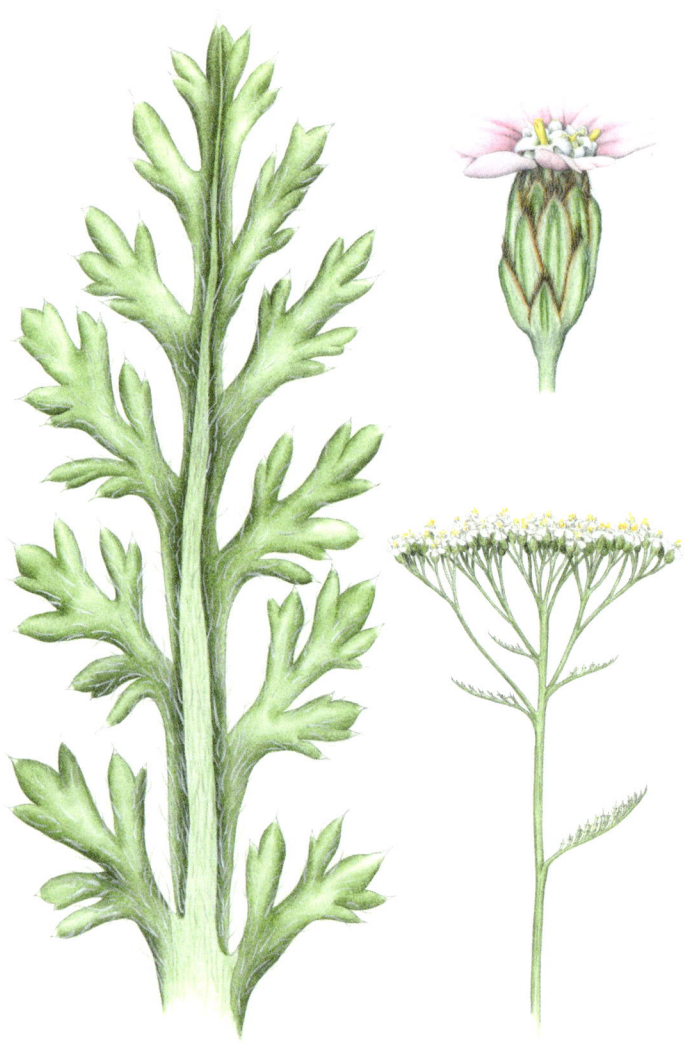

Verwendung

Die Bitterstoffe machen die Schafgarbe zu einem appetitanregenden und verdauungsfördernden Mittel, das bei Magen-, Darm- und Gallenbeschwerden hilft. Das im ätherischen Öl enthaltene Proazulen wirkt desinfizierend, entzündungshemmend und krampflösend. Schafgarbe stillt zudem äußere wie innere Blutungen, weshalb sich Abkochungen der Pflanze gut zur Wundbehandlung eignen. In der Gynäkologie wird Schafgarbe unter anderem bei schmerzhafter Menstruation und Entzündungen im Vaginalbereich eingesetzt.

Die Homöopathie wendet die Heilpflanze gegen Blutungen verschiedenster Art an, zum Beispiel in Lunge, Darm, Nase oder Gebärmutter, bei Krampfadern und Unstimmigkeiten in Magen, Darm und Unterleib.

Wissenswertes

Die Heilwirkung der Schafgarbe ist seit der Antike bekannt. Auf diese Zeit nimmt der wissenschaftliche Name *Achillea* Bezug. Einer von dem griechischen Arzt Dioskurides (1. Jh. n. Chr.) übermittelten Sage nach soll der heilkundige Zentaur Cheiron den Helden Achilles auf diese wundheilungsfördernde Heilpflanze hingewiesen haben. Der wissenschaftliche Namenszusatz *millefolium*, der sich aus *mille* = tausend und *folium* = Blätter zusammensetzt, beschreibt die Form der Schafgarbenblätter. Der Name Schafgarbe wiederum bezieht sich auf die Beobachtung, dass Schafe vermehrt dieses Wiesenkraut fressen, wenn sie krank sind. Das Wort Garbe leitet sich vom althochdeutschen *garwe* = Gesundmacher ab.

Volksnamen wie Beilhieb- oder Stichkraut zeugen davon, dass die Schafgarbe früher insbesondere bei Wunden Einsatz fand, die durch eiserne Waffen entstanden. Als Gegenpol birgt die Schafgarbe die in ihrer Heilkraft sichtbare weibliche Seite, im Mittelalter mit dem Namen *supercilium veneris* = Augenbraue der Venus sehr poetisch benannt.

In der biologisch-dynamischen Landwirtschaft ist Schafgarbe eine der Heilpflanzen, die in aufbereiteter Form dem Komposthaufen zugesetzt werden, damit sich die Pflanzenteile darin besser zu Erde umsetzen. Dieser Behandlung liegt der Gedanke zugrunde, dass der Boden und der angesetzte Kompost beide ausgefeilte Systeme voller Mikroorganismen sind, die sich genauso durch Heilpflanzen stärken lassen wie zum Beispiel der Mensch.

Viele Brauchtümer und Deutungen ranken sich um die Schafgarbe. Auf römischen Grabplatten finden sich Darstellungen der Heilpflanze, die zu der Zeit unter anderem Sinnbild des Schlafes war. Aus dieser Interpretation heraus legte man Kindern zum Einschlafen Schafgarbenstängel auf die Augen, damit sie schöne Träume bekamen.

Viele Kulturen nutzten die Schafgarbe zum Orakeln. Für Weissagungen mit dem chinesischen I Ging, dem Buch der Wandlungen, verwendete man getrocknete Schafgarbenstängel. In der europäischen Kultur standen Vorhersagen in Liebesdingen im Vordergrund. Man legte sich frisch gepflückte Schafgarbe unter das Kopfkissen, um in der Nacht von dem Menschen zu träumen, der als Liebespartner für einen bestimmt war. Für ein anderes Liebesorakel drehte das verliebte Mädchen einen Schafgarbenstängel dreimal in der Nase. Bekam sie dadurch Nasenbluten, war ihr der Auserwählte hold. Da Schafgarbenstängel recht steif und spitz sind, war es sehr wahrscheinlich, dass die Nase durch diese Prozedur blutete. Übrigens war sich auch mancher lausbübische Junge dessen bewusst, der sich durch selbst zugefügtes Nasenbluten vom Unterricht befreite. In England trägt die Schafgarbe deshalb den zusätzlichen Namen nose bleed, also Nasenbluter.

Die Schafgarbe war aber auch Ausdruck verschmähter Liebe. Wollte eine Frau einem Verehrer unmissverständlich mitteilen, dass sie einen anderen liebt, schickte sie ihm einen als Schabab bezeichneten Korb mit bestimmten Blumen als Zeichen der Abweisung. Er enthielt Schafgarbe, Jungfer im Grünen, Kornrade, Kornblume, Wegwarte, Kreuzkraut und Augentrost. Das Sprichwort »einen Korb bekommen« rührt von diesem Brauch her.

Eine Schutzwirkung sprach man der so genannten Gründonnerstagsuppe zu, die unter anderem die ersten jungen Blättchen der Schafgarbe enthielt. Wer sie aß, sollte sich das ganze Jahr guter Gesundheit erfreuen und gegen Schaden gefeit sein. Die wohltuende Wirkung dieser Suppe leuchtet ein, denn wegen ihrer verdauungsfördernden Eigenschaft gibt Schafgarbe ein gutes Küchenkraut ab, das fette Speisen bekömmlicher und Salate schmackhaft macht.

Schafgarbe anders betrachtet

Die Schafgarbe ist dem Licht und der Wärme verbunden. Sie liebt helle, trockene Bergregionen, in denen sie kräftig und widerstandsfähig gegen Hitze, Kälte und Dürre heranwächst. Ihre Blätter drücken bereits in Bodennähe durch die filigrane Gestalt und den Gehalt ätherischer Öle etwas Blütenhaftes aus. Sie kündigen schon früh im Jahr von einer Blüte, die sich erst gemächlich und spät im Jahr voll entwickelt. Dafür überdauert sie bis zum Winter und bleibt auch in Trockensträußen attraktiv. Eine Stetigkeit drückt sich in diesem Wachstum aus. Beharrlichkeit, Wärme, Licht und Trockenheit sind die Attribute der Schafgarbe. Zu ihnen gesellt sich das Salzige, das sich durch den hohen Gehalt von 48 Prozent Kalium in der Asche ausdrückt. Etwas sehr Harmonisches spricht aus diesem Bild. Diese beruhigende Kraft und das Austrocknende gibt die Schafgarbe weiter, wenn sie Verletzungen heilt.

Schöllkraut

Synonyme: Apfelkraut, Augenkraut, Augenwurz, Blutkraut, Gelbkraut, Giftblome, Goldwurz, Herrgottsgabe, Hexenmilch, Krätzenkraut, Maikraut, Ogenklar, Rotlaufgras, Schälkraut, Schellkraut, Schillkraut, Schwalbenwurz, Teufelskraut, Warzenkraut, Wulstkraut
Wissenschaftlicher Name: Chelidonium majus L.
Familie: Papaveraceae (Mohngewächse)
Heimat: Europa, bis in die gemäßigten und kältesten Teile Asiens; im atlantischen Teil Nordamerikas eingeschleppt
Inhaltsstoffe: im Milchsaft: verschiedene, dem Papaverin nahestehende Alkaloide

Beschreibung

Manch einer hat sich beim Unkrautjäten vielleicht schon einmal über gelbe Finger gewundert. Verursacher wird mit großer Sicherheit Schöllkraut gewesen sein. Diese bis zu einem Meter hoch werdende Pflanze wuchert schon mal ein Beet zu, wenn man sie nicht ab und zu bändigt. Beim Ausreißen tritt der gelbe Milchsaft aus, den das Schöllkraut in all seinen Teilen, sogar in der Wurzel, führt. Die üppig mit bläulich-grünen, gefiederten Blättern ins Kraut schießende Pflanze trägt von Mai bis September goldgelbe Blüten mit vier Kronblättern, die in kleinen Dolden stehen. Die aus ihnen wachsenden langen Samen tragen ein weißes Anhangsel, einen Ölkörper namens Elaiosom, den Ameisen gerne fressen. Ein guter Trick zur Artverbreitung. Die Ameisen verschleppen die Schöllkraut-Samen, wenn sie den begehrten Leckerbissen zu ihren Bauten tragen. Zu finden ist das behaarte, mit dem Mohn verwandte Schöllkraut oft in der Nähe menschlicher Ansiedlungen auf stickstoffreichem Boden.

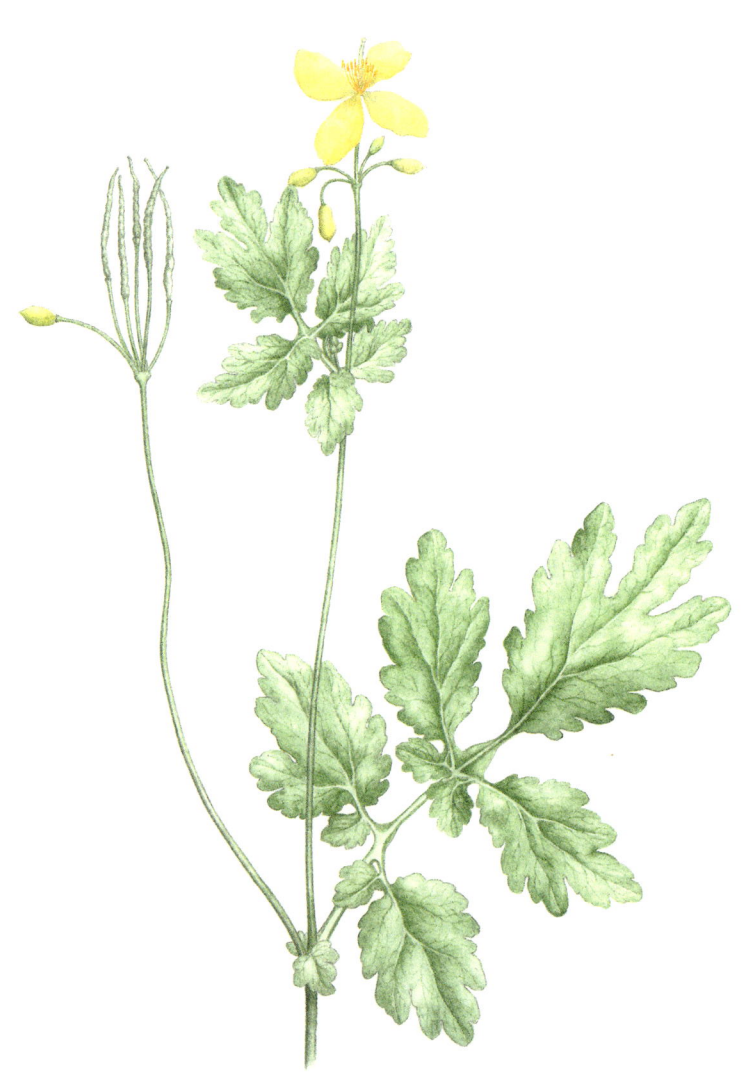

Die Verwandtschaft mit dem Mohn fällt übrigens besonders gut bei der Betrachtung der Blütenknospen auf. Sie sehen wie Miniaturausgaben der oft in Gärten zu findenden Klatschmohn-Knospen (Papaver rhoeas) aus.

Verwendung

Schöllkraut wirkt durch die Alkaloide schwach beruhigend sowie krampflösend auf den Magen-Darm-Trakt und die Gallenblase. Es regt zudem den Gallenfluss an. Oft wird es gegen Darmbeschwerden, Blähungen, Verstopfung und Gallenstauungen eingesetzt. Der frische Milchsaft hilft gegen Warzen, wenn man diese mehrmals täglich damit betupft. Die Homöopathie und Anthroposophische Medizin verwenden Zubereitungen aus Schöllkraut außerdem bei trockenen Augenleiden.

Wissenswertes

Der Gattungsname *Chelidonium* geht auf das griechische Wort *chelidon* = Schwalbe zurück. Die einen sagen, der Name verweise darauf, dass die Pflanze zu blühen beginne, wenn die Schwalben eintreffen, und verblühe, wenn sie wieder nach Süden zögen. Andere sehen einen Bezug zu der Sage, dass die Schwalben mit einem Schöllkraut-Zweig ihren Jungen die Augen öffneten. Der Namenszusatz *majus* = groß wurde damals zur Unterscheidung vom eigentlich gar nicht verwandten Scharbockskraut (Ranunculus ficaria) verwendet, das man damals als Chelidonium minus bezeichnete. Der deutsche Name Schöllkraut hat sich im Laufe der Jahrhunderte aus Chelidonium entwickelt.
Bereits Dioskurides, Plinius und Theophrast wussten um die Heilwirkung des Schöllkrautes und empfahlen es gegen

Gelbsucht, Leberschwellung, Gallensteine, Verstopfung, Warzen und Augenleiden. Auch eher kuriose Anwendungen fand das Schöllkraut in seiner Geschichte: Alchemisten versuchten, aus der gelben Pflanze Gold zu machen. Und in manchen Gegenden gab man Kühen, die nicht genug Milch produzierten, das Kraut zu fressen.

Schöllkraut anders betrachtet
Schon Paracelsus sah eine Ähnlichkeit zwischen dem gelblich dicken Saft des Schöllkrauts und der Gallenflüssigkeit. In der Tat hat Chelidonium eine ausgeprägte Wirkung auf Leber und Galle. Auch der bittere Geschmack verweist auf diese Organe.

Schwarzer Senf

Synonyme: Brauner Senf, Französischer Senf, Gartensenf, Grüner Senf, Holländischer Senf, Mostersad, Mostrich, Roter Senf
Wissenschaftlicher Name: Brassica nigra L.
Familie: Brassicaceae (Kreuzblütengewächse)
Heimat: Es gibt zwei verschiedene Rassen des Schwarzen Senfs. Eine ist in Südeuropa und Nordafrika verbreitet, die andere in Vorder- und Westasien.
Inhaltsstoffe: Sinigrin, fettes Öl, Eiweiß, Schleim

Beschreibung

Senf kennen wir in Tuben oder als kleine runde Samen, die im Gurkenglas herumschwimmen. Doch wie sieht die zur Saat gehörende Pflanze aus? Schwarzer Senf ist eine einjährige Kulturpflanze, die bis zu zwei Meter hoch wächst und oft verwildert auf Brachflächen anzutreffen ist. Auf den dünnen Stängeln balancieren von Juni bis Oktober locker gruppiert schweflig gelb leuchtende Blüten mit je vier kreuzförmig angeordneten Blütenblättern. Aus den Blüten entwickeln sich längliche Schoten, die je vier bis zehn dunkelbraune Senfsamen beherbergen. Die gestielten Blätter sind im unteren Stängelbereich gefiedert, im oberen länglich und ungeteilt und sehen denen der verwandten Wilden Rauke (Diplotaxis tenuifolia) sehr ähnlich, die wir als Rucola kennen.

Verwendung

Beim Zerkleinern der Senfkörner wird das darin enthaltene Enzym Myrosinase aktiv. Es spaltet die Zuckerverbindung (Glukosid) Sinigrin in das flüchtige, hautreizende Allylsenföl sowie in Traubenzucker und Kaliumbisulfat.

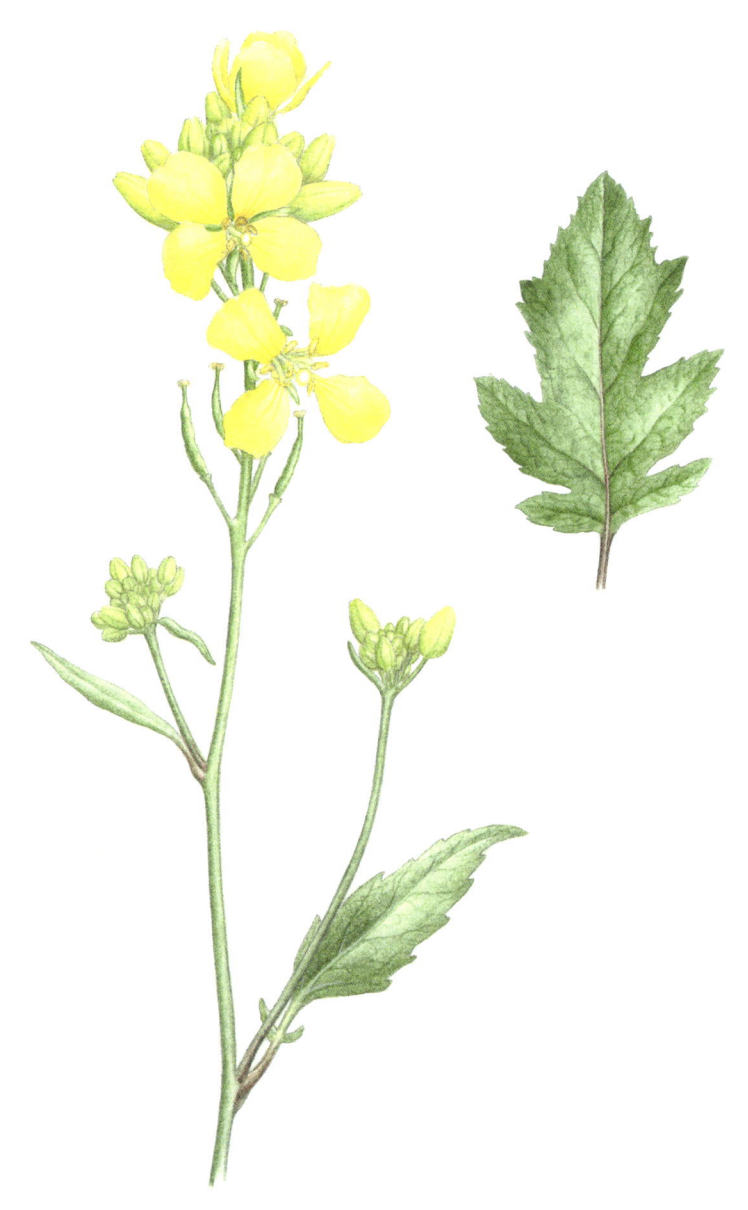

Gemahlene Senfkörner oder Senfmehl, das bei der Gewinnung von fettem Senföl als Pressrückstand abfällt, sind aufgrund des Allylsenföls altbewährte Reizmittel, die die Hautdurchblutung erhöhen und auch bei chronischem Husten sowie chronischen rheumatischen Schmerzen Anwendung finden. Zu wässrigem Brei verrührt, können sie als Wickel auf die zu behandelnde Hautpartie aufgelegt werden. Mit Senfmehl lassen sich zudem warme Fußbäder zubereiten, die sehr gut durchwärmen und bei Erkältungen sowie Kopfschmerzen den Kopf frei machen.

Bei äußeren Anwendungen darf der Senf wegen der ausgeprägten Reizwirkung nur so lange Kontakt mit der Haut haben, bis diese brennt. Deshalb sollte die Anwendung von Fachkräften durchgeführt werden oder zumindest nach deren Anweisung erfolgen. Anschließend muss die Haut gründlich mit kühlem Wasser gereinigt und mit einem Pflegeöl eingerieben werden.

Innerlich unterstützen Senfsamen beziehungsweise Speisesenf sehr effektiv die Behandlung verschiedener Magen- und Darmbeschwerden. Sie regen den Appetit an, machen fette Speisen bekömmlicher und fördern die Stuhlentleerung.

Wissenswertes

Der aus dem Lateinischen stammende wissenschaftliche Name *Brassica* = Kohl leitet sich möglicherweise von *praesecare* = vorwegschneiden ab. Früher schnitt man die Senfblätter vor der Samenreife ab, um sie an das Vieh zu verfüttern. Der Namenszusatz *nigra* = schwarz benennt die Farbe des Senfsamens. Die deutsche Bezeichnung Senf leitet sich vom botanischen Namen für den Weißen Senf – Sinapis – ab.

Als die Menschen im Neolithikum, der Jungsteinzeit, begannen, sich von einer Jäger- und Sammlerkultur zu einer sesshaften Bauernkultur zu entwickeln, war Senf ein Unkraut in den Leinfeldern. Die Germanen und Kelten entdeckten, dass Senfkraut essbar ist. Noch heute sind die appetitanregenden jungen Blätter und Blüten eine gesunde Ergänzung für den Salat, die reich an Proteinen, Provitamin A, Vitamin B und C sowie Mineralsalzen ist. Die Römer fanden heraus, wie sich aus den Samen eine Gewürzpaste herstellen lässt. Sie schätzten Mostrich bei der Zubereitung ihrer Speisen und würzten ihren Wein mit Senfkörnern. Bereits in der Antike war Senf zudem als Heilpflanze bekannt. Der griechische Arzt Dioskurides (1. Jahrhundert) empfahl Weißen Senf unter anderem bei inneren Reizungen.

Senf ist auch in fernen Kulturen eine wichtige Pflanze. Die Japaner kennen Senfblättchen als Tempura, in Bierteig frittiert mit Sojasoße. Die indische Küche erwähnt Senf als Gewürz und Gemüse bereits 500 v. Chr. in der Acaranga-Sutra, dem ersten Anga Agama (kanonischer Text) der indischen Religionsgemeinschaft der Jains. Neben Ghee (Butterschmalz) verwendet sie das aus den Senfkörnern gepresste Öl zum Kochen und Frittieren. Mit Hennablättern gekocht, ergibt Senföl ein beliebtes Haaröl zur Kopfhautmassage, das den Haarwuchs verbessern soll.

Unser Speisesenf wird meist aus Schwarzem Senf hergestellt. Nach der Fermentierung, bei der das wirksame Allylsenföl entsteht, folgen die verschiedensten Weiterverarbeitungen, mit regional oft sehr unterschiedlichen Würzungen – von süß über scharf bis feurig, mit Kräutern, Feigen oder einfach pur. Oft findet man im Handel gelbliche Senfkörner. Sie stammen vom milderen Weißen Senf (Sinapis alba), dienen ebenfalls der Senfherstellung, sind medizinisch aber nicht von Bedeutung, da sie lediglich eine leicht abführende Wirkung besitzen.

Neben der kulinarischen und medizinischen Bedeutung galt der Senf immer auch als Schutzpflanze. Westeuropäische Kulturen sahen in den gelben Blüten lichthafte Sonnenträger. Senf sollte den Geist beleben und Trübsal vertreiben. Wollte eine Frau das Regiment im Haus führen, nahm sie zu ihrer Hochzeitsmesse heimlich Senf und Dill mit, um während der Messe folgenden Spruch zu murmeln: »Ich habe Senf und Dill, Mann, wenn ich rede, schweig du still!« Nach indischem Volksglauben vertreibt Senf Dämonen. Er ist in der Räuchermischung für Neugeborene enthalten und im ersten Bad der Frau nach der Geburt. Beim Totenfest und bei der Ahnenspeisung reiben sich die Familienangehörigen die Handflächen und Fußsohlen mit Senföl ein.

Vielseitige Verwendung findet der Senf auch in Sprichwörtern: Seinen Senf dazu gibt, wer sich ungefragt einmischt. Wer den Senf überzuckert, verschönt unangenehme Wahrheiten. Überschreitet der Humor eine gewisse Grenze, steigt einem der Senf in die Nase.

Senf anders betrachtet

Der Senf ist als typischer Vertreter der Kreuzblütler eine Pflanze, die mit großer Vitalität brachliegende, unbelebte Flächen neu besiedelt. Ihre Vitalität findet zudem Ausdruck im schwefligen Allylsenföl, der hautreizenden Wirkkomponente des Senfes, die erst beim Aufbrechen der Senfsamen entsteht. So dynamisch wie der Senf Brachen wiederbelebt, so aktiv wirkt er auf die Haut und die Bewegungsorgane, indem er Stoffwechselprozesse und die Durchblutung anregt.

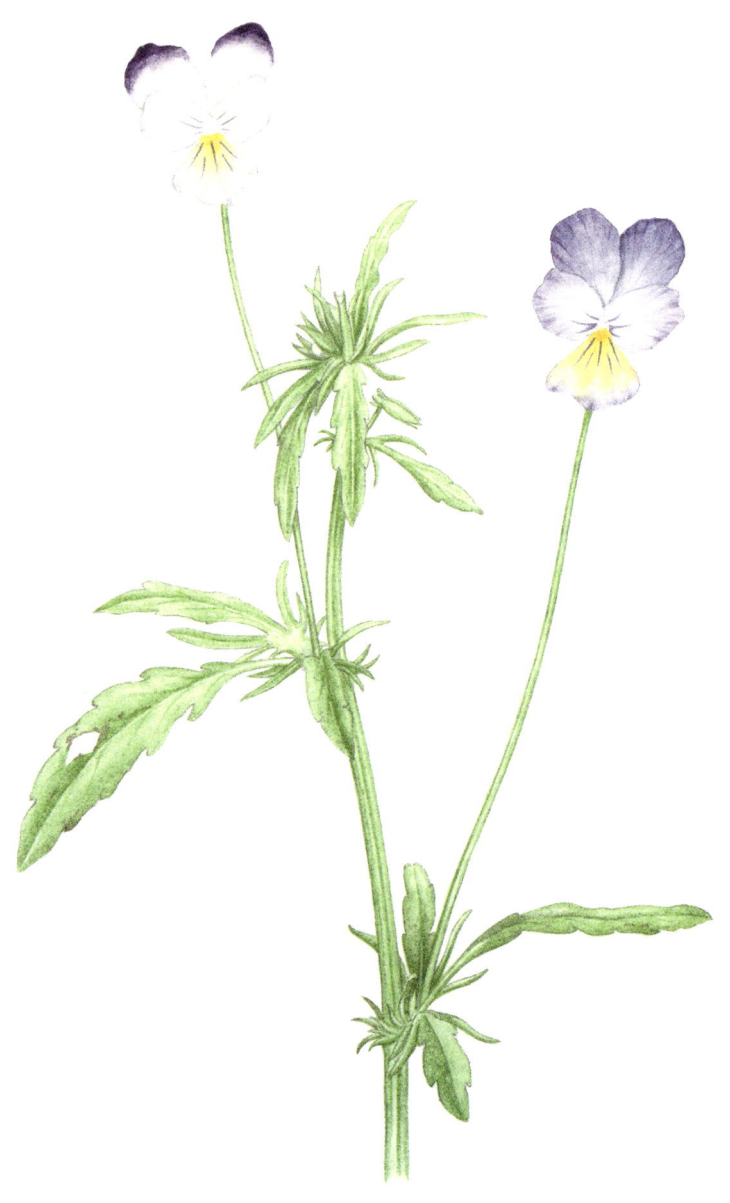

Wildes Stiefmütterchen

Synonyme: Ackerstiefmütterchen, Ackerveilchen, Feldstiefmütterchen, Dreifaltigkeitsblümchen, Fäldänkeli, Freisamkraut, Jesusli, Sammetblüemli, Schwägerli
Wissenschaftlicher Name: Viola tricolor L.
Familie: Violaceae (Veilchengewächse)
Heimat: alle gemäßigten Zonen Europas und Asiens
Inhaltsstoffe: Phenolcarbonsäuren, Schleimstoffe, Gerbstoffe, Flavonoide, Carotinoide

Beschreibung
Stiefmütterchen sind nicht wegzudenken aus bunten Blumenbeeten. Ihr Reichtum im Spiel mit den Farben und ihre samtigen Blütenblätter sind faszinierend. Die zahlreichen Züchtungen für den Gartenfreund, die den eigenen wissenschaftlichen Namen Viola wittrockiana tragen, sind unter anderem aus der Wildform Viola tricolor hervorgegangen, die sich auf Äckern und trockenen Wiesen wohl fühlt. Wer die Gartenzüchtungen gewohnt ist, wird sich über die Winzigkeit der wilden Blüten wundern, die etwa zwei Zentimeter groß sind. Die von Mai bis August blühenden, bis zu 30 Zentimeter hoch wachsenden wilden Stiefmütterchen spielen in ihren Blüten auf jeden Fall auch schon mit mehreren Farben: Mit Gelb, Blau, Violett und Weiß erfinden sie immer wieder variierende Färbungen. Aus jeder befruchteten Blüte dieser ein- bis mehrjährigen Gewächse entwickelt sich eine dreiklappig aufspringende Fruchtkapsel, die zahlreiche Samen geradezu herausquetscht und wegspringen lässt. Für die Verbreitung sorgen zudem die kleinen weißen Anhängsel an den Samen, die so genannten Elaiosomen. Ameisen lieben

diese fettreichen Gebilde und schleppen sie in ihren Bau. Dort trennen sie das nährreiche Anhängsel ab und befördern den Samen wieder hinaus.

Verwendung
Extrakte aus Stiefmütterchen wirken entzündungshemmend. Äußerlich angewendet, helfen sie bei Milchschorf sowie leichten seborrhoischen Hauterkrankungen, also Erkrankungen, bei denen die Talgproduktion erhöht ist. Traditionell finden Stiefmütterchenauszüge Verwendung, wenn die Hautfunktionen unterstützt werden sollen. Die Homöopathie setzt einen Teeauszug äußerlich bei Ekzemen der kindlichen Haut ein.

Wissenswertes
Der wissenschaftliche Name *Viola tricolor* heißt übersetzt das dreifarbige Veilchen. Kurios ist die Erklärung für die deutsche Bezeichnung. Als stiefmütterlich behandelt sah man zwei der fünf so unterschiedlich gebildeten Blütenblätter an, die botanisch als Kronblätter bezeichnet werden. Jedes Kronblatt sitzt normalerweise auf einem grünen Kelchblatt, das zu sehen ist, wenn man die Blüte von unten betrachtet. Beim Stiefmütterchen gibt es da eine kleine Verschiebung. Das unterste Kronblatt, das für die Stiefmutter stehen soll, thront auf zwei Kelchblättern. Ihre leiblichen Töchter seien die beiden direkt an sie angrenzenden Kronblätter, die ganz normal auf jeweils einem Kelchblatt sitzen. Die beiden nach oben ausgerichteten Kronblätter hingegen müssen sich ein Kelchblatt teilen, liegen hinter den anderen Blütenblättern und sind meistens anders gefärbt als die drei nach unten weisenden Kronblätter. Sie sind die armen Stieftöchter.

Theodor Storm (1817-1888) griff den Namen Stiefmütterchen indirekt auf. In seiner Novelle »Viola tricolor« erzählt er von den Schwierigkeiten einer jungen Frau, sich in ihre Rolle als zweite Ehefrau und Stiefmutter einzufinden.
In den Übersetzungen von William Shakespeares (etwa 1564-1616) »Sommernachtstraum« spielt das Stiefmütterchen mit seinem englischen Namen »Lieb' im Müßiggang« eine Verwirrung stiftende Rolle. Der Liebesgott Cupido verfehlt mit seinem Liebespfeil eine ins Visier genommene Priesterin. Stattdessen trifft er ein zartes Blümchen, das, sonst milchweiß, purpurn wird durch Amors Pfeil: das Stiefmütterchen. Der Elfenkönig Oberon hat diesen Fehlschuss beobachtet und lässt sich das getroffene Blümchen von seinem Hofnarren Puck bringen, um damit seiner Frau Titania einen ordentlichen Streich zu spielen. Er träufelt den Saft auf ihre Augenlider, während sie schläft. Dem nach dem Schlaf zuerst erblickten Wesen wird dann ihre ganze Liebe gelten. Titania erblickt einen Esel!
Die Farbenvielfalt der Stiefmütterchenblüten geht auf das Spiel mit Mischungen mehrerer ihrer Inhaltsstoffe zurück. Anthocyane ergeben die blauen und roten Farbtöne, Quercetin zusammen mit Carotinoiden die gelben Töne. Überlagern sich die Farbpigmente, absorbieren sie das gesamte auftreffende Licht und erscheinen uns als schwarze Zeichnungen der Blüten. Die wiederum sind so raffiniert platziert, dass sie den bestäubenden Insekten den Weg zur Blütennarbe weisen.

Stiefmütterchen anders betrachtet

Den Wilden Stiefmütterchen sagt man nach, besonders gut auf kieselhaltigem Boden zu gedeihen. Kieselsäure steht in direktem Bezug zur Haut. Sie ist ein Vorbild für die Vorgänge in der Haut, für das Zur-Ruhe-Kommen und das Formen einer festen Grenze in der oberen Hautschicht aus den beweglichen Prozessen des darunterliegenden Bindegewebes heraus. Gerade das Bindegewebe enthält in Spuren natürliche Kieselsäure. So steht das Stiefmütterchen über die Kieselsäure in Verbindung mit den Prozessen der Haut.

Stockrose

Synonyme: Bauerneibisch, Gartenmalve, Herbstrose, Pappelrose, Schwarze Malve, Stockmalve
Wissenschaftlicher Name: Alcea rosea L.
Familie: Malvaceae (Malvengewächse)
Heimat: Balkanhalbinsel, evtl. auch Kreta und Süditalien
Inhaltsstoffe: Schleimstoffe, in den Blüten zudem Anthocyanfarbstoffe

Beschreibung

Wer Bauerngärten liebt, kennt sie gewiss. Mit bis zu drei Meter langen, kräftigen Stängeln plaudert die Stockrose mit der Sonnenblume von Angesicht zu Angesicht. Die drei- bis siebenlappigen Blätter und der Stängel dieser mehrjährigen Pflanze sind filzig behaart. In kälteren Ländern vom Spätsommer an bis in den Herbst hinein, in wärmeren Regionen bereits ab dem zeitigen Frühjahr erfreut uns die Stockrose mit bis zu zehn Zentimeter großen, trichterförmigen Blüten in lockeren Ähren. Von unten nach oben entfalten sich die Knospen entlang dem Stängel. Zahlreiche Zuchtformen sind erhältlich mit Farbvarianten über Schwarzpurpur, Rosa, Gelb bis Weiß und mit gefüllten Blüten. Aus jeder Blüte lugt die weiße, im Querschnitt fünfeckige Staubblattröhre her aus, die aus zusammengewachsenen Staubblättern entsteht und den in der Mitte stehenden Stempel, das weibliche Organ, umhüllt. Die dicht daran stehenden Staubfäden, der männliche Anteil der Blüte, lassen die Staubblattröhre flauschig weich aussehen. Hummeln lieben diese üppigen Blüten, auf deren Blütenblättern der reiche Pollen oft Spuren wie von Schnee zeichnet. Die Frucht, die in der Form an ei-

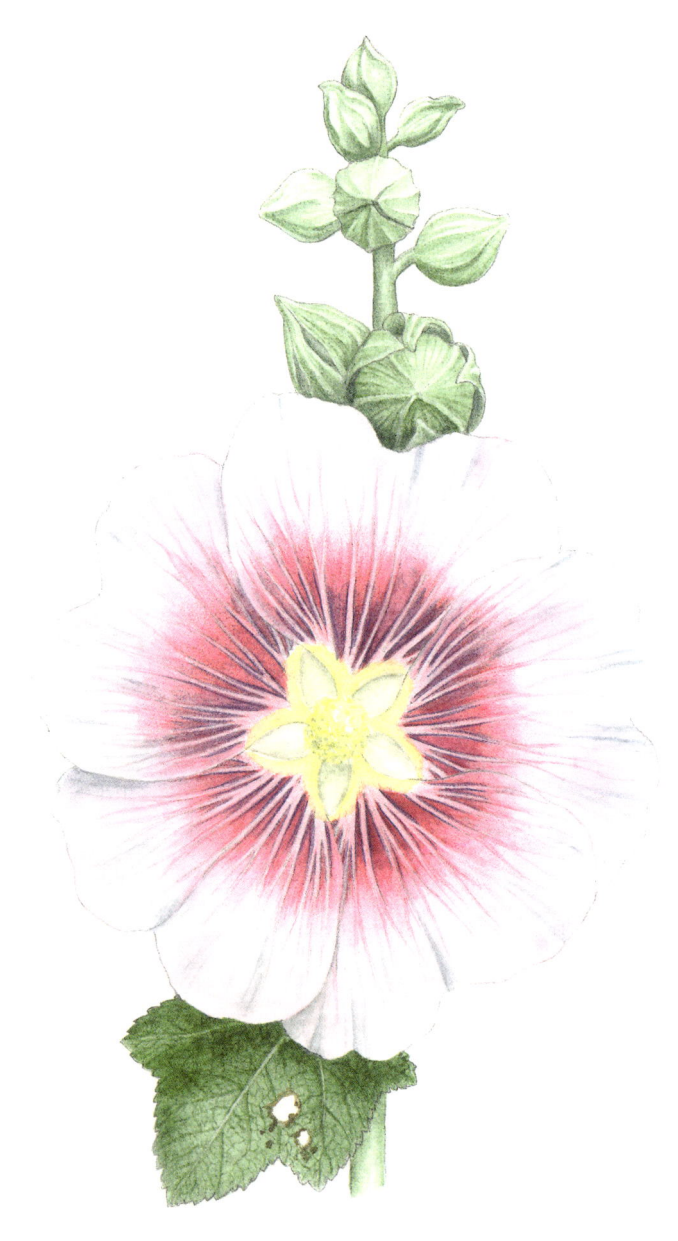

nen plattgedrückten Kürbis oder an einen Diskus erinnert, umschließt bis zu 40 Teilfrüchte.

Verwendung
Mit ihren Schleimstoffen lindern Stockrosenblüten in Teemischungen trockenen Hustenreiz. Bei Mundschleimhautentzündungen wirken Spülungen mit dem Tee lindernd, da sich die Schleimstoffe auf die Verletzungen legen. Die anthroposophische Medizin verwendet einen Blütenauszug zur äußeren Anwendung bei Erschöpfungszuständen.

Wissenswertes
Der wissenschaftliche Name *Alcea* leitet sich vermutlich vom griechischen *alké* = Abwehr, Hilfe, Stärke ab.
Der griechische Arzt Dioskurides erwähnte im 1. Jahrhundert die Stockrose bereits als Heilpflanze. In Europa wurde dieses Malvengewächs erst im 16. Jahrhundert bekannt, vermutlich durch die Türken. Zu den von Dioskurides aufgezählten Anwendungsbereichen der Stockrose gehörten Unterleibs- und Blasenschmerzen, Dickdarmentzündungen sowie Geschwüre der Gebärmutter, Blase oder der Nieren. Lediglich seine Empfehlung, Blütenzubereitungen für Mundspülungen bei Entzündungen zu verwenden, entspricht dem heutigen Einsatzbereich.
Zur Familie der Malvengewächse gehören solch bekannte Nutzpflanzen wie Baumwolle (Gossypium spp.), Kakao (Theobroma cacao) und Okra (Abelmoschus esculentus), dessen schleimige Schoten in Afrika, Indien und den USA zu den beliebtesten Gemüsesorten gehören. Malven sind nicht nur mit ihren Blüten in Teemischungen zu finden. Die Sprosse der Wegmalve (Malva neglecta) und Rosspappel (Malva sil-

vestris) waren im Mittelalter ein begehrtes Gemüse, ihre Früchte wurden wie Erbsen gekocht oder eingesäuert als Kapernersatz gegessen. Noch heute sind junge Blätter der Malvenart Langkapselige Jute (Corchorus olitorius), in Hühnersuppe gekocht, eine im Orient verbreitete, Melokhia genannte Hauptspeise.

Doch die Stockrose birgt noch mehr Nutzungsmöglichkeiten. Aus ihren schwarzroten Blüten lässt sich ein Farbstoff gewinnen, den man früher einsetzte, um Wein, Speisen oder Stoffe zu färben. Mit Wolle, Baumwolle oder Seide ergibt er einen violettblauen bis grauen Ton. Die Stängelfasern wiederum eignen sich zur Papierherstellung.

Stockrose anders betrachtet

Die Stockrose spannt sich zwischen Erde und Himmel auf. Mit einer langen Pfahlwurzel verankert sie sich im ersten Jahr nach Aussaat fest im Grund und bildet eine Blattrosette, aus der im zweiten Jahr der meist unverzweigte Stängel zu stattlicher Höhe wächst. Diese Verbindung zum Himmel ist stabil, aber nicht starr. Denn Schleimstoffe verhindern eine Verhärtung, sie bewahren die faserige Struktur des Stängels davor, zu verholzen, und halten ihn flexibel. Schleimstoffe sind Träger von Wasser, das sie in die Pflanzenstruktur einbetten. Wasser wiederum ist ein Zeichen von Lebendigkeit und Vitalität. Wo kein Wasser ist, wie in verholzten Pflanzenteilen, fehlt diese Lebenskraft. Die Stockmalve wirkt wider die Erstarrung im Physischen und wirkt auch so beim Menschen.

Tollkirsche

!TÖDLICH GIFTIG!
Synonyme: Belladonna, Irrbeere, Schlafkirsche, Taumelstrauch, Teufelsbeere, Walkerbeere, Wolfsbeere, Wutbeere
Wissenschaftlicher Name: Atropa bella-donna L.
Familie: Solanaceae (Nachtschattengewächse)
Heimat: Mittel- und Südeuropa, Vorderasien
Inhaltsstoffe: Atropin, Hyoscyamin, Skopolamin, verschiedene Nebenalkaloide

Beschreibung
Unter den heimischen Giftpflanzen ist sie fast allen bekannt: die Tollkirsche, die mit ihren kirschgroßen, schwarz glänzenden saftigen Beeren lockt. Der Genuss der Beeren und auch aller anderen Pflanzenteile kann jedoch tödlich sein! Die strauchartige Pflanze mit mehreren rötlichen, oben verzweigten Stämmen wird bis zu 1,50 Meter hoch und trägt von Juni bis August unter den Blättern versteckte, fingerhutartige Blüten, die außen braunviolett, innen schmutzig-gelb und purpurrot geädert sind. Im Herbst sterben alle oberirdischen Teile ab. Aus dem Wurzelstock treibt sie im Frühjahr erneut aus. Die Tollkirsche gedeiht am besten auf Kalk- und Urgestein auf lichten Waldstellen.

Verwendung
In der Hand des Arztes verwandelt sich die hochgiftige Tollkirsche zu einer wichtigen und heilkräftigen Pflanze, die Verwendung bei Magen- und Darmerkrankungen findet, die mit krampfartigen Schmerzen verbunden sind. Weitere Einsatzbereiche sind Bronchialasthma und verschiedene Neuralgien.

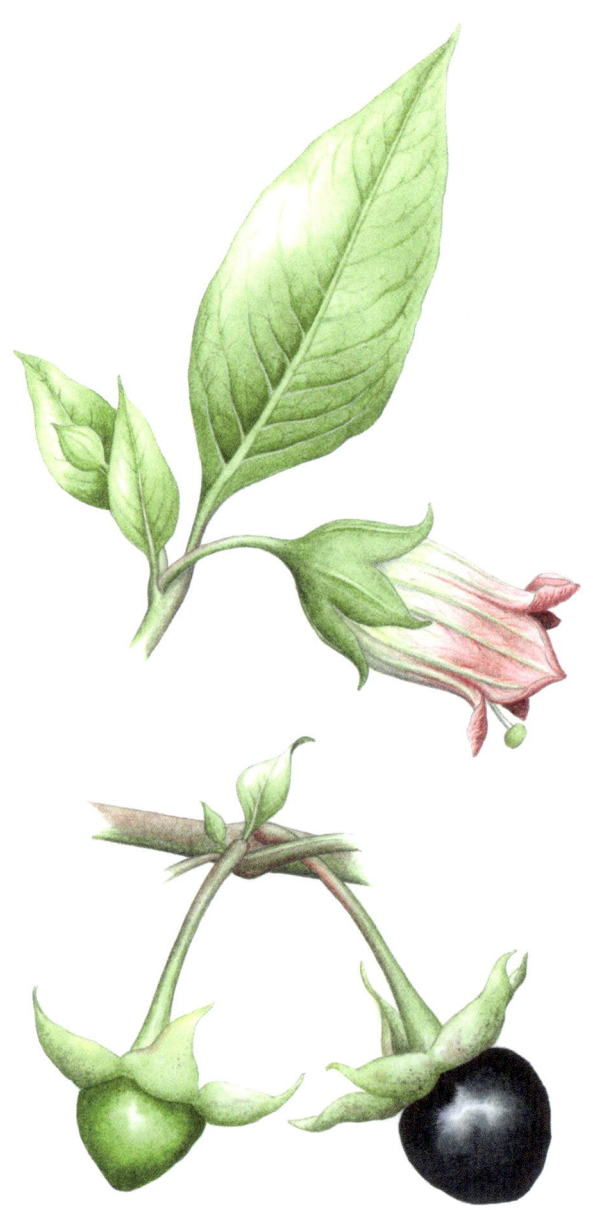

Auch in der Augenheilkunde spielt sie eine wichtige Rolle: Richtig dosiert, erweitert das in der Tollkirsche enthaltene Atropin die Pupillen.
Vorsicht: Die Tollkirsche sollte nie selbst angewendet werden. Sie ist hochgiftig – es besteht akute Lebensgefahr! Nur in den Händen eines Arztes ist sie ein hochpotentes und nützliches Arzneimittel.

Wissenswertes
Atropa, vom griechischen *atropos*, ist in der griechischen Mythologie der Name der Todesgöttin, der Unabwendbaren, die als Älteste der drei Parzen den Lebensfaden abschnitt. Der Namenszusatz *bella-donna*, vom italienischen *bella donna* = schöne Frau, entstand wohl aus der Gepflogenheit, mit Tollkirschensaft die Pupillen zu erweitern, was sich früher manche Frauen zunutze machten, um dem damaligen Schönheitsideal zu entsprechen. Die Beeren sollen sie als Schminke verwendet haben.
Die deutschen Namen wie Tollkirsche, Wutbeere usw. spiegeln die Vergiftungserscheinungen wider: Nach Rötung des Gesichts und Pupillenerweiterung stellen sich bei höheren Dosen starke Unruhe, Rededrang, Weinkrämpfe, Bewusstseinstrübung und Tobsuchtsanfälle ein.
In der Zeit der Hexenverfolgung erlangte die Tollkirsche einen unrühmlichen Platz: Man bereitete aus ihr eine Salbe, mit der angebliche Hexen eingerieben wurden. Durch die halluzinogene Wirkung gaben die Opfer der Hexenprozesse unter der Folter all das zu, was ihre Peiniger von ihnen hören wollten. Auch in Gift- und Liebestränken war diese hochgiftige Pflanze zu finden.

Tollkirsche anders betrachtet

Ein Baum, der sich zum Herbst hin komplett auflöst, scheint reiner Ausdruck der Verflüssigung zu sein. Unterstrichen wird diese Tendenz durch seine stetige Wuchsvariabilität, sein fließendes Spiel mit der Form. Und genau das ist es auch, was die Tollkirsche in der medizinischen Anwendung so wertvoll macht. Sie findet überall dort ihren Platz, wo man auflösen, verflüssigen, entkrampfen will.

Heide-Wacholder

Synonyme: Feuerbaum, Kaddig, Krammetsbeerenstrauch, Kranewitt, Machandel, Queckholder, Wegholder, Weihrauchbaum
Wissenschaftlicher Name: Juniperus communis L.
Familie: Cupressaceae (Zypressengewächse)
Heimat: Europa, Nordasien und Nordamerika
Inhaltsstoffe: ätherisches Öl, Catechingerbstoffe, Flavonoide, Harze, Diterpene

Beschreibung

Ein wenig struppig und stachelig wirkt er. Aufrecht stehend oder sich geduckt an den Boden schmiegend, ist der bis zu drei Meter hohe, immergrüne Wacholder ein Bewohner karger Berghänge, von Heiden und Mooren. Wer seine leuchtenden blauschwarzen Beeren pflücken will, landet unweigerlich mit den Fingern in den spitzigen, etwa einen Zentimeter langen nadelförmigen Blättern, die zu dritt oder viert nach außen ragen. Wacholder ist zweihäusig. Das heißt, es gibt männliche und weibliche Sträucher, auf denen sich von April bis Mai die unscheinbaren männlichen und weiblichen Blüten getrennt voneinander entwickeln. Der Wind sorgt für die Bestäubung. Aus den befruchteten weiblichen Blüten entwickeln sich beerenartige Früchte, die erst nach drei Jahren reif sind. Wegen der mehrjährigen Reifezeit stehen am Strauch unreife grüne neben den reifen blauen Früchten. Obwohl wir sie als Wacholderbeeren bezeichnen, sind es botanisch gesehen Zapfen. Eine dreistrahlige Spalte auf der Oberfläche des Beerenzapfens ist ein Hinweis darauf. Sie entsteht dadurch, dass die drei obersten Hochblätter des Zapfens miteinander verwachsen.

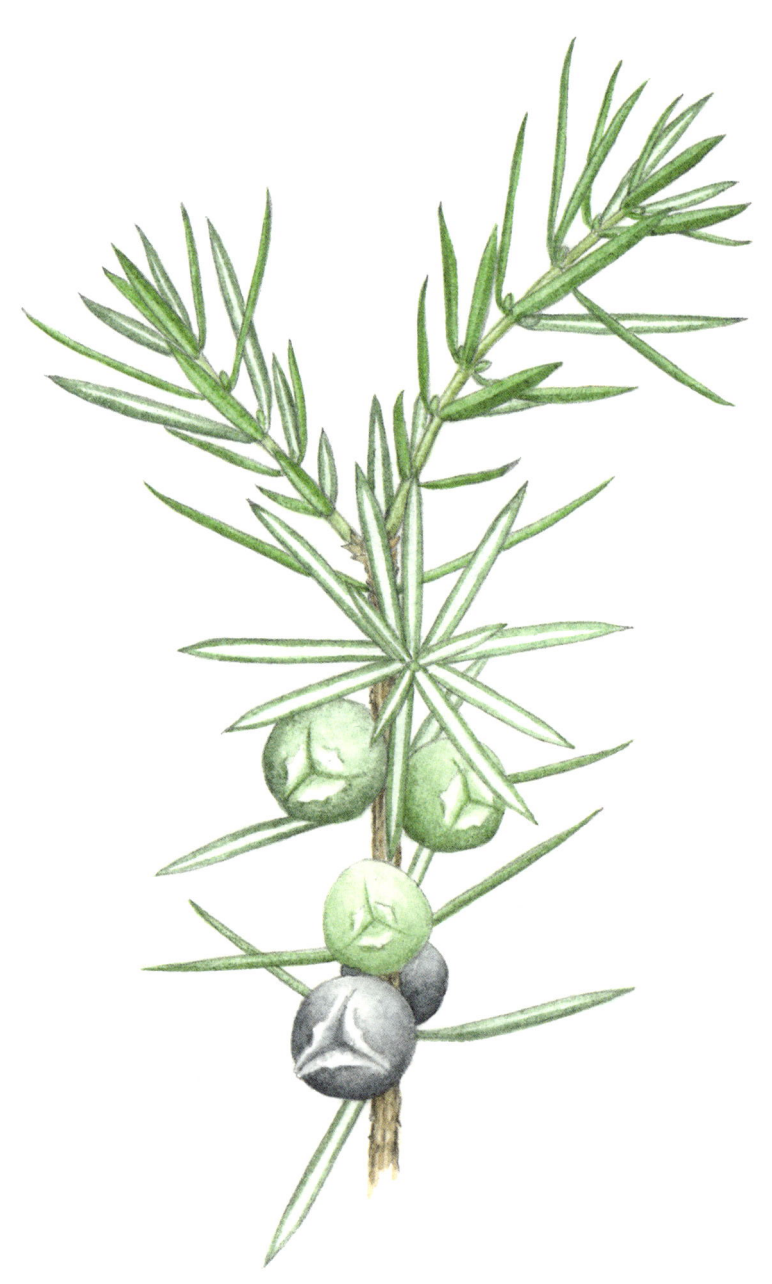

Verwendung
Wacholderbeeren regen, innerlich wie äußerlich angewendet, die Harnproduktion an, vermutlich mittels einer durchblutungsfördernden Wirkung auf die Nieren. Die vermehrte Harnausscheidung, die den Organismus von Stoffwechselablagerungen befreit, hat einen positiven Einfluss bei rheumatischen Beschwerden. Wacholderöl ist in vielen Rheumamitteln zum Einreiben enthalten. Die Volksmedizin setzt Wacholder als Appetitanreger ein. Die harzig schmeckenden Beeren machen Speisen bekömmlicher. Wacholder löst Krämpfe, insbesondere der glatten Muskulatur, und regt die Darmbewegung an. Bei Schwangeren erhöht er die Spannung des Uterus, weshalb Wacholderzubereitungen und wacholdergewürzte Speisen während der Schwangerschaft tabu sind.

Wissenswertes
Der Gattungsname *Juniperus* leitet sich vermutlich aus den lateinischen Begriffen *juniveris* = jung und *parus* = gebärend ab. Juniperus heißt übersetzt demnach jung gebärend. Bezug nimmt dieser Name vermutlich auf die abtreibende Wirkung des nahe verwandten Sadebaums (Juniperus sabina). Der Namenszusatz *communis* stammt aus dem Lateinischen und bedeutet gemein, gewöhnlich.
Viele medizinische Einsatzbereiche des Wacholders waren bereits im Altertum bekannt. Die Griechen und Römer verwendeten ihn als Desinfektionsmittel und zur Anregung der Nierentätigkeit. Der griechische Arzt Hippokrates (ca. 460-370 v. Chr.) nutzte die Beeren äußerlich zur Wundbehandlung, innerlich zur Beschleunigung der Geburt, bei Ausfluss und zur Förderung der Monatsblutung. Dioskurides

(1. Jahrhundert) empfahl Wacholder bei Brustleiden, Husten, Leibschmerzen und Bissen wilder Tiere. Bis zum Anfang des 20. Jahrhunderts hielt sich die volksmedizinische Empfehlung, Wacholderbeeren vorbeugend gegen Grippe zu kauen.

Vor dem Wacholder solle er sein Knie beugen, rät der deutsche Volksmund dem Wanderer. Ehrerbietung soll man ihm zollen, dem Heilkräftigen, von dem man im Mittelalter sogar glaubte, gegen die Pest zu wirken. Ein Vogel soll es zu Pestzeiten von den Bäumen gesungen haben: »Esst Kranewitt und Bibernell, so sterbet ihr nit so schnell.« Dieser Glaube rührte von der Überlieferung her, Christus hätte sich schutzsuchend unter einen Wacholder gestellt, als ihm die Pest begegnete. Der Name Kranewitt für Wacholder stammt aus dem Althochdeutschen und bedeutet Kranichholz.

Doch nicht nur Krankheiten soll der Wacholder abwehren können, sondern auch Kobolde, andere böse Geister und selbst den Teufel, dem er seine stacheligen Blätter wehrhaft entgegenstreckt. Butterrührstecken oder Peitschenstöcke aus Wacholderholz hielten dem Glauben nach störende Geister fern. Wacholderbeeren und -zweige in und an der Dreschmaschine sollten vor dem Bilwisschnitter schützen, einem Korndämon.

Besonders der Rauch verbrennenden Wacholderholzes sollte die bösen Dämonen vertreiben. Deshalb setzte man Schreikinder dem Rauch aus, Bauern räucherten ihre Ställe mit Wacholder aus.

Die dreistrahlige Spalte auf der Oberfläche der Beerenzapfen, in der man ein Kreuz sehen kann, inspirierte die Betrachter zu der Legende, Christus sei von einem Wacholderbusch aus in den Himmel gefahren. Sogar sein Kreuz sollte aus Wacholderholz gemacht sein.

Der Volksname Queckholder, von althochdeutsch *quec* = lebendig, erzählt von einer anderen Rolle, die dem Wacholder zugeschrieben wurde: die des Lebensbaums und Symbols körperlicher Stärke. Wanderer steckten sich Wacholderbeeren an den Hut, damit sie nicht müde wurden.

Die Griechen des Altertums ordneten den Wacholder der Hekate zu, der Göttin der Übergänge und der Verwandlung. Dazu passt das Märchen vom Machandelbaum, das die Gebrüder Grimm niederschrieben. Dieses Märchen zeugt von der lebenspendenden und verwandelnden Kraft des Wacholders, der auch als Machandel bezeichnet wird. In der Geschichte leben eine Frau und ihr Mann seit vielen Jahren kinderlos zusammen. Eines Wintertages schneidet sich die Frau beim Schälen eines Apfels in den Finger. Blut tropft auf den Schnee, und die Frau wünscht sich ein Kind, das so weiß wie Schnee und so rot wie Blut sein solle. Neun Monate später kommt ihr Sohn zur Welt, die Frau aber stirbt bei der Geburt. Ihr unglücklicher Mann begräbt sie ihrem Wunsch gemäß unter dem Machandel im Garten. Einige Zeit später heiratet er wieder. Seine neue Frau, mit der er eine Tochter bekommt, hasst den Jungen aus erster Ehe so sehr, dass sie ihm an einer Apfelkiste den Kopf abhaut, ihn in Stücke hackt und eine Suppe aus ihm kocht, die sie ihrem Mann vorsetzt. Ihm aber erzählt sie, sein Sohn sei weggelaufen. Ihre Tochter, die alles mit angesehen hat, sammelt weinend die Knochen ihres Halbbruders auf und legt sie unter den Machandelbaum. Ein Rauschen geht durch den Baum, ein Vogel fliegt heraus, und die Knochen sind verschwunden. Der Vogel ersingt sich beim Goldschmied eine Goldkette, beim Schuster ein Paar Schuhe und vor der Mühle einen Mühlstein. Mit den ersungenen Gütern fliegt er zum Haus des Vaters, wirft dem Vater die Goldkette zu, der Halbschwester die Schuhe, die Stiefmutter aber erschlägt er mit dem Mühlstein. Und gleich darauf verwandelt sich der Vogel in den Sohn. Vater, Sohn und Tochter leben glücklich zusammen.

Wacholder anders betrachtet
Wacholder wird sehr alt und trägt gleichzeitig die Beerenzapfen dreier Jahre an seinen Zweigen. In dieser Eigenart sah man eine außergewöhnliche Zeugungs- und Lebenskraft. Die ätherischen Öle, die normalerweise in den Blüten zu finden sind, durchdringen den Wacholder über die Blätter und Früchte bis in sein Holz. Den ätherischen Ölen spricht man wärmende und formende Eigenschaften zu. Im Wacholder spiegelt sich das Formende in den nadelspitzen Blättern wider. Gleichzeitig verbindet sich der Strauch über ein kräftiges Wurzelwerk stark mit der Erde und steht so in der Polarität von Erde auf der einen und Wärme und Licht auf der anderen Seite.

Als nierenwirksames Arzneimittel gibt er seine wärmende und formende Kraft an den Menschen weiter, insbesondere bei Erkrankungen, bei denen eine erhöhte Ausscheidung erwünscht ist.

Walderdbeere

Synonyme: Besingkraut, Darmkraut, Erbel, Erbern, Flohbeere, Hafelsbeere, Rote Besinge
Wissenschaftlicher Name: Fragaria vesca L.
Familie: Rosaceae (Rosengewächse)
Heimat: Europa und Nordasien
Inhaltsstoffe: Gerbstoffe, vor allem in der Wurzel und in älteren Blättern; Vitamin C, vor allem in den Früchten; Flavonoide; wichtige Mineralstoffe, zum Beispiel Eisen

Beschreibung

Kleine Geschmackswunder sind diese Rosengewächse. Wer Walderdbeeren kosten möchte, kann leicht eine Pflanze auf dem Balkon oder im Garten hegen oder sucht nach ihr im lichten Wald an eher sonnigen Wegböschungen. Die mehrjährige Staude wächst rosettenförmig bis zu 20 Zentimeter hoch und bildet zahlreiche Ausläufer, die an den Wachstumsknoten neue Pflänzchen bilden. Blätter, Blüten und Früchte sind sehr viel kleiner als jene, die wir aus den Erdbeerkulturen kennen. Die Erdbeeren werden ungefähr einen Zentimeter groß – sind aber geschmacklich umso intensiver. Was wir uns als Erdbeere schmecken lassen, ist übrigens eine so genannte Scheinfrucht. Nach der Bestäubung der Blüten, die ab Mai oder Juni und bei sonnigem Standort bis zu den ersten Frösten an der Pflanze stehen, entwickelt sich das Fleisch aus dem Blütenboden. Auf dieser Scheinfrucht sitzen die eigentlichen Früchte: die kleinen Nüsschen. Deshalb bezeichnen die Botaniker diese Gebilde auch als Sammelnussfrucht. Im Gegensatz zu den goldenen Nüsschen der Gartenerdbeere sind die der Walderdbeere rot gefärbt. Die rote Farbe zieht

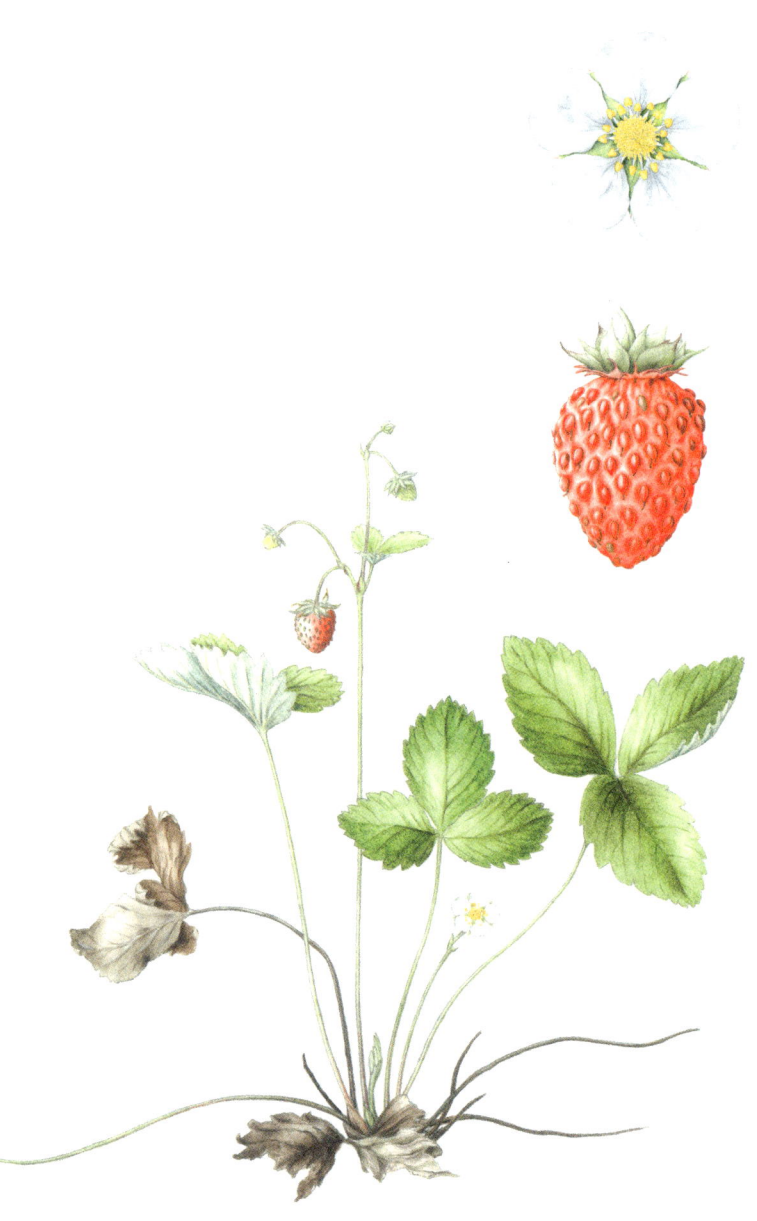

allerlei Tiere an, denen die Früchte ebenso gut munden wie uns. Rotfuchs, Dachs, Eichhörnchen, Igel, Rötelmaus und Siebenschläfer sowie viele Vögel, Schnecken und Insekten scheiden die unverdaulichen Nüsschen nach dem Verzehr wieder aus und tragen so zur Verbreitung der Pflanze bei.

Verwendung
Ein Tee aus den gerbstoffreichen Blättern kommt zum Gurgeln bei entzündlichen Schleimhäuten zum Einsatz. Als Tee zum Trinken hilft er bei Magen- und Darmstörungen, insbesondere bei Durchfällen, und wirkt als Eisenlieferant unterstützend bei Blutarmut. In Kombination mit Weinblättern verbessern Erdbeerblätter zudem die Leber- und Gallenfunktionen. Sebastian Kneipp (1821-1897) empfahl Erdbeerblättertee als Getränk für schwächliche Kinder. Reife Walderdbeeren gehören zu den Vitamin-C-reichsten Früchten. Die Homöopathie behandelt mit potenzierten Früchten Nesselausschläge, Verdauungsschwäche und Durchblutungsstörungen.

Wissenswertes
Der wissenschaftliche Name *Fragaria* leitet sich vom lateinischen Wort *fragare* = duften ab. Der Namenszusatz *vesca* bedeutet essbar. Und die deutsche Bezeichnung Erdbeere beschreibt den bodennahen Wuchs der beliebten Früchte.
Die Walderdbeere ist nicht die Wildform unserer Gartenerdbeere (Fragaria × ananassa). Diese ist vielmehr eine Kreuzung aus den beiden in Amerika beheimateten Arten Chile-Erdbeere (Fragaria chiloensis), die wegen ihrer großen Früchte auffiel, und der Scharlach-Erdbeere (Fragaria virginiana). Die Kreuzungsversuche selber fanden in europäischen Gär-

ten zwischen 1714 und 1759 statt mit dem Ziel, frostfeste Erdbeerpflanzen mit großen Früchten zu gewinnen. Ab dem 14. Jahrhundert waren es noch die Walderdbeeren, die man auf großen Flächen in Kultur nahm. Sie gehörten aber bereits in der jüngsten Steinzeit zum Speiseplan der Menschen, wie archäologische Funde belegen. Mit dem Aufkommen der Gartenerdbeeren gerieten sie vorerst in Vergessenheit. In verwandelter Form kehrte die Walderdbeere in die Gärten zurück: als Monatserdbeere. Die roten Nüsschen der Walderdbeere entwickeln beim Kochen übrigens einen Bitterstoff, der Konfitüren aus den kleinen Früchten leicht bitter schmecken lässt.

In der Kunstgeschichte steht die Erdbeere oft für Demut und Bescheidenheit, insbesondere auf Darstellungen von Maria und Jesus. Ovid bezeichnete die Frucht als Speise des Goldenen Zeitalters, jener als Idealzustand erträumten Urphase der Menschheit, in der die Menschen friedlich miteinander und eingebettet in die Natur lebten.

Die germanische Mythologie schrieb die Walderdbeere der Göttin Frigg zu. Die Gemahlin von Odin ist die Schutzherrin der Ehe und Mutterschaft. Sie soll die toten Kinder in Erdbeeren versteckt haben, um sie so unentdeckt mit nach Walhall nehmen zu können, dem Ruheort gefallener tapferer Kämpfer. Der christliche Glaube übernahm das Bild für Maria, die manchen Legenden nach einmal im Jahr vom Himmel auf die Erde herabsteigt, um dort Erdbeeren für die im Paradies wohnenden Kinder zu pflücken. Eine andere Verbindung zwischen Kind und Erdbeere erzählten die Gebrüder Grimm in dem Märchen »Die drei Männlein im Walde«. Darin kleidet die böse Stiefmutter ihre verhasste Stieftochter in ein Papierkleid und schickt sie so mitten im kalten

Winter in den Wald, um Erdbeeren zu pflücken. Auf ihrem hoffnungslosen Weg trifft sie auf die Hütte der drei Männlein, mit denen sie ihr spärliches Brot teilt. Aus Dank dafür zaubern sie ihr reife Erdbeeren und beschenken sie mit drei Wünschen: Goldmünzen, die ihr bei jedem Wort aus dem Mund fallen, zunehmende Schönheit und ein Prinz, der sie heiratet. Es ist ein Märchen, natürlich gehen alle Wünsche in Erfüllung, während die böse Stiefmutter mit ihrer garstigen Tochter, die hochnäsig den drei Männlein jeglichen Gefallen verweigert, der gerechten Strafe nicht entkommen.

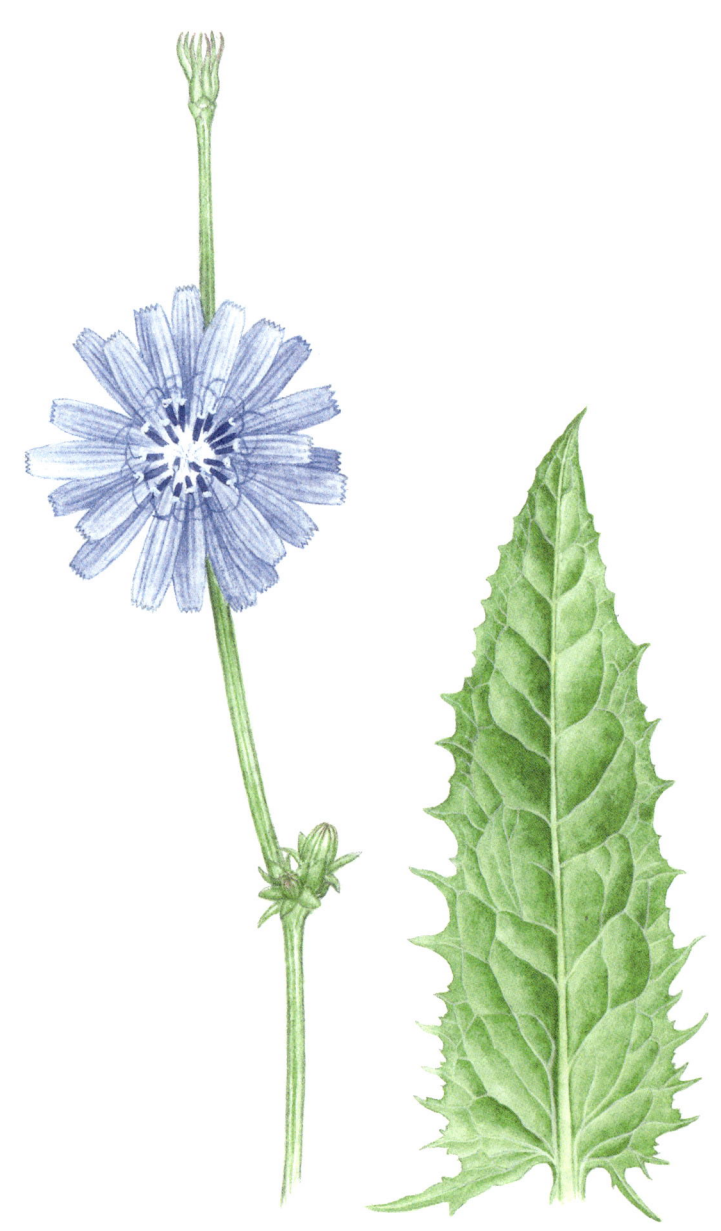

Wegwarte

Synonyme: Hindlauf, Rattenwurz, Sonnenbraut, Sonnenwirbel, Wegeleuchte, Zichorie
Wissenschaftlicher Name: Cichorium intybus L.
Familie: Asteraceae (Korbblütengewächse)
Heimat: Europa und Vorderasien bis zum Iran, Afrika, Amerika, Australien, Neuseeland
Inhaltsstoffe: Bitterstoffe, Kaffeesäurederivate, Flavonoide, Hydroxycumarine, Inulin und Pentosane

Beschreibung

Die Wegwarte öffnet ihre strahlend blauen, manchmal rosa oder weißen Blüten von Juli bis September nur am Vormittag und nur im Sonnenschein und dreht ihre Köpfe nach der Sonne. Die Blüten blühen nur einen Tag lang und schließen sich dann so eng, dass sie wie Verlängerungen der Stängelspitzen wirken. Bei bewölktem Himmel oder am Nachmittag ist die Wegwarte deshalb leicht zu übersehen. War in den sonnigen Stunden der Weg noch von den leuchtend blauen Blüten gesäumt, so stehen dort eventuell nur noch die kantigen, hohlen, rau behaarten Stängel. Die bis zu einem Meter hoch werdenden, sparrig wachsenden Stängel sind mit so unscheinbaren Blättern versehen, dass sich die ganze Pflanze dem Betrachter fast entzieht. Nur am Boden breiten sich die Blätter in einer Rosette aus und erinnern in ihrer Form an ihren Verwandten, den Löwenzahn (Taraxacum officinale, S. 117). Sicheres Erkennungszeichen der Wegwarte ist der bittere Milchsaft, der die ganze Pflanze durchzieht. Die Wegwarte, die sich mit einer spindelförmig wachsenden langen Wurzel in der Erde verankert, liebt schwere, lehmige

Böden und findet sich an Wegrändern und Böschungen, auf Brach- und Ödland.

Verwendung
Die Wegwarte zählt zu den die Verdauung anregenden und kräftigenden Bitterstoffpflanzen. Zubereitungen der Wurzel helfen gegen Appetitlosigkeit, Reizmagen, Galle- und Leberstörungen. Verdauungsstörungen und Hautunreinheiten gehen oft Hand in Hand. Innerlich als so genannter Kinderkaffee oder äußerlich in Form von Waschungen unterstützt die Wegwarte deshalb die Behandlung unreiner Haut.

Wissenswertes
Der wissenschaftliche Name *Cichorium* ist unbekannter Herkunft und bezeichnete sowohl im Lateinischen als auch im Griechischen immer die Wegwarte oder die verwandte Endivie (Cichorium endivia). Am ehesten vermuten die Sprachforscher den Wortursprung im Ägyptischen, weil Wegwarte und Endivie von dort stammen sollen. Auch der Nachname unserer Pflanze, *intybus*, ebenso wie der Name Endivie lassen sich auf ägyptische Wurzeln zurückverfolgen. Ägyptisch *tybi* = Januar beschreibe die Sitte, Endivie vorwiegend als Wintersalat zu essen.
In vorkeltischer Zeit war die Wegwarte eine heilige Pflanze, die als Verkörperung der Vegetationsgöttin, der Tochter von Mutter Erde, galt. Der Sonnengott, Sohn des hohen Himmels, war ihr Gemahl. Mit ihren blauen Augen hielt die Wegwarte ständig Ausschau nach ihrem Geliebten und drehte sich ihm zu. Die Griechen sahen es ähnlich. Für sie war die Wegwarte die verschwundene Nymphe Clythie, die Geliebte von Phöbus, dem strahlenden Sonnengott.

Die Wegwarte galt als Sinnbild der treuen Liebe, die oft mit vergeblichem Warten verbunden war. So sei die Wegwarte eine verzauberte Jungfrau, die lieber ihr Leben als Blümchen am Wegesrand fristet, anstatt den Geliebten aufzugeben, der in den Kampf gezogen ist. Junge Mädchen pflückten Knospen der Wegwarte und steckten sie an ihr Mieder. Öffnete sich die Blüte, so verhieß dies, dass der ersehnte Jüngling sicher komme. Etwas komplizierter war das Prozedere, am St. Peterstag (29. Juni) eine Wegwarte mit einem Hirschgeweih auszugraben. Ein Stück Hirschhorn musste es sein, weil die Wegwartenwurzel nur von Sonnengleichen berührt werden durfte. Der Hirsch symbolisiert den Sonnengott in Tiergestalt. Berührte man mit der so ausgegrabenen Wurzel die auserwählte Person, musste sie in Liebe zu einem entbrennen.
Den seltenen weißen Wegwartenblüten sagte man große Zauberkräfte nach. Ihre Wurzel sollte vor allen Gefahren und Verletzungen schützen und den Träger unsichtbar machen. Unter das Leinentuch einer Schwangeren gelegt, sollten die weißen Blüten die Geburt erleichtern, pulverisiert in das Essen des Gemahls gemischt, sollte dieser vor Fehltritten gefeit sein.
Die christliche Mythologie ordnete die Wegwarte den galligen bitteren Kräutern zu, die die Passion Christi symbolisierten.
Die nur zwischen fünf und elf Uhr blühende Wegwarte nahm Carl von Linné (1707-1778) mit in seine Blütenuhr auf, die er im botanischen Garten von Uppsala anlegen ließ. Bemerkenswert ist, dass diese Rhythmik in Westeuropa heutzutage gestört ist, eventuell durch elektromagnetische Felder. In sehr ländlichen Gegenden, zum Beispiel in Südeuropa,

lässt sich dieser Sonnenbezug hingegen noch gut beobachten.

Aus der Wurzel der Wegwarte lässt sich ein Ersatzkaffee herstellen, der so genannte Zichorienkaffee, der in der zweiten Hälfte des 19. Jahrhunderts Verbreitung fand und zum Strecken oder als Ersatz des damals übermäßig teuren Bohnenkaffees verwendet wurde.

Der köstlich schmeckende Chicorée ist eine Kulturform der Wegwarte. Im Winter wird er in dunklen Räumen abgedeckt ausgetrieben. Durch den Lichtmangel sind die Sprosse nur leicht grün und weniger bitter.

Weißdorn

Synonyme: Hagedorn, Heckendorn, Mehlbeere, Zaundorn
Wissenschaftlicher Name: Crataegus monogyna Jacq. (Eingriffeliger Weißdorn) und Crataegus laevigata Poir. (Zweigriffeliger Weißdorn)
Familie: Rosaceae (Rosengewächse)
Heimat: Europa
Inhaltsstoffe: Flavonoide, oligomere Procyanidine, biogene Amine. Die Inhaltsstoffe wirken synergistisch, das heißt, die Wirkung der Summe aller Komponenten ist also höher als die der Einzelsubstanzen.

Beschreibung

Weiß im Frühjahr, rot im Herbst: So erfreut uns der Weißdorn im Jahreslauf. Die mittelgroßen Sträucher bis kleinen Bäume sind von Mai bis Juni überschäumend mit weißen, zu kleinen Verbünden, den Doldenrispen, zusammengefassten Blüten überdeckt. Zwischen ihnen sind die spitzen Dornen und kleinen drei- bis fünflappigen, fast rautenförmigen Blätter kaum sichtbar. Ab September zieren die roten, innen gelben, mehligen Früchte den Baum, der in lichten Gebüschen, Hecken, sonnigen Hängen, Laub- und Föhrenwäldern zu finden ist.

Eine kleine, kaum wahrnehmbare Differenz des Blütenaufbaus unterscheidet zwei Arten des Weißdorns: den Eingriffeligen (Crataegus monogyna) und den Zweigriffeligen Weißdorn (Crataegus laevigata). Wer es genauer wissen möchte, muss sich jetzt auf ein wenig botanischen Fachjargon einlassen. Wie der Name bereits beschreibt, liegt der Unterschied in der Anzahl der so genannten Griffel, eines Teils des Stempels. Der Stempel wiederum ist der weibliche Anteil der Blü-

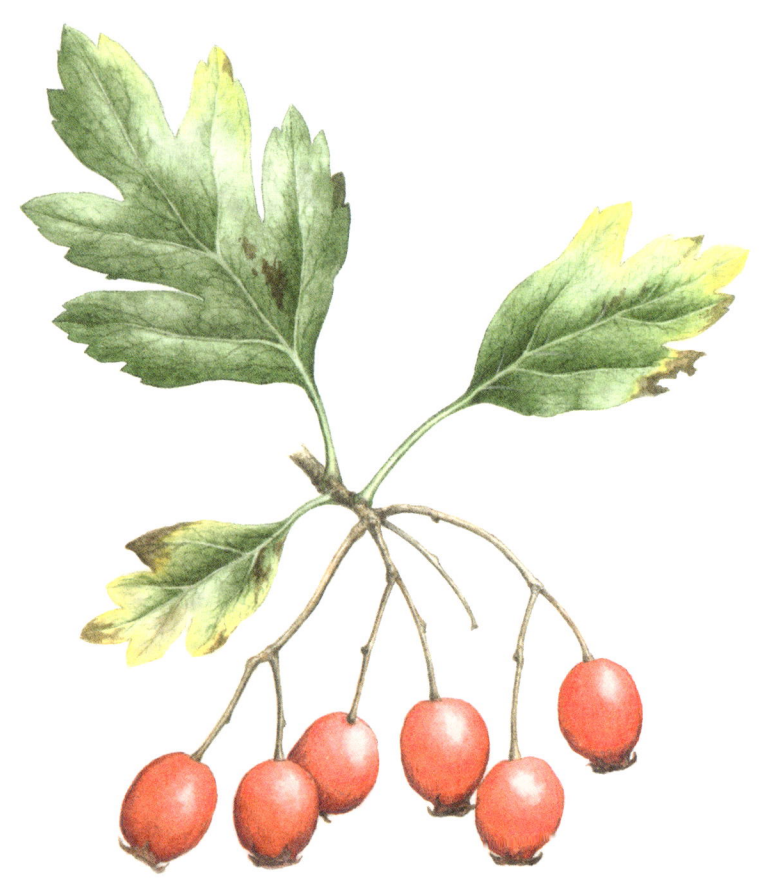

te, den wir im Blütenzentrum finden. Dieses filigrane Gebilde unterteilt der Botaniker unter anderem in die an der Spitze sitzende Narbe, über die die Befruchtung mit Pollen stattfindet, und den die Narbe tragenden Griffel. Beim Zweigriffeligen Weißdorn sind zwei bis drei Griffel mit Narbe in der Blüte und sogar noch an den Früchten ausmachbar. An Letzteren hängen sie wie vertrocknete Fädchen am stängelabgewandten Ende der Frucht, also dort, wo einst die Blüte saß. Beide Weißdornarten kommen nebeneinander vor und vermischen sich.

Verwendung
Der Weißdorn ist ein wichtiges Herzmittel, das wegen seiner durchblutungsfördernden Wirkung auf die Herzkranzgefäße bei verschiedensten Herz-Kreislauf-Beschwerden und Altersherzbeschwerden eingesetzt wird. Weißdornzubereitungen beleben, stützen und pflegen das alte, müde Herz. Degenerationserscheinungen am Herzmuskel und sklerotische Veränderungen der Herzkranzgefäße verbessern sie erheblich. Auch dem jungen, nervösen Herzen, das ständig überfordert wird, hilft der Weißdorn durch seine stärkende und beruhigende Kraft – sogar vorbeugend. Weitere Einsatzgebiete des Weißdorns sind Herzmuskelschwäche, Rhythmusstörungen und Nachbehandlung eines Herzinfarktes. Er gleicht dabei oftmals aus, hilft sowohl bei Bluthochdruck als auch niedrigem Blutdruck stabilisierend. Dabei sind selbst bei Dauergebrauch keine Nebenwirkungen bekannt.

Wissenswertes
Der wissenschaftliche Name *Crataegus* leitet sich wahrscheinlich vom griechischen *krataiós* = fest, stark ab und spielt auf die Eigenschaften des Weißdornholzes an. Die deutsche Bezeichnung Weißdorn ist für jeden verständlich, der diesen Baum im Frühjahr erlebt hat, wenn die weiße Blütenpracht die bedornten Äste überschäumend ziert.
Erst ab dem 14. Jahrhundert begann man, die Heilkraft des Weißdorns zu nutzen, wobei er gegen Gicht und Blasensteine eingesetzt wurde. Die Volksmedizin verwendete Weißdorn bei der Behandlung von Zahnentzündungen und Warzen. Erst im 19. Jahrhundert entdeckte man seine herzstärkende Wirkung. Auf diese führte übrigens ein Zufall: Die schwächlich gewordene Schmetterlingszucht eines Zoologen kam erst wieder zu Kräften, als er sie mit Weißdornblättern fütterte.
Schon sehr viel länger spinnen sich Sagen und Legenden um diesen in eigenwilligen Formen ausladend wachsenden Baum. Vielerorts sagte man ihm schützende und Unheil abwehrende Kräfte nach. Weißdornäste hinter den Herd oder an Küchenbalken gesteckt, sollten das Haus vor Blitzeinschlag schützen. Zur Fastnachtszeit und am 1. Mai sollte man so viele Weißdornzweige an die Stallfenster nageln, wie Kühe im Stall standen. Dies galt als probates Mittel gegen Hexen. In anderen Geschichten ist der Weißdorn ein Fingerzeig Gottes. Mit dem zur Winterszeit blühenden Weißdornbusch zeigte Gott heilige Orte an.
Um wohl einen der ältesten Weißdornbäume, der 1823 einem Blitzschlag zum Opfer fiel, rankt sich eine Legende, deren Ursprung im Jahr 630 zu finden ist. Damals war der sagenumwobene König Dagobert I. (ca. 608-639) aus dem Geschlecht der Merowinger auf der Flucht vor Aufständi-

schen. Bauern zeigten ihm diesen Weißdornbaum bei Klingenmünster in der Rheinpfalz als Versteck. Der gerettete König vermachte den Bauern aus Dankbarkeit ein riesiges Stück Wald. Seither galt der rettende Weißdorn, den die Bauern der Gegend unter Androhung von Strafe vor jeglicher Verletzung beschützten, als Symbol der Unteilbarkeit und Einheit dieses Stückes Land. Allein seiner Gegenwart sagten sie heilende Wirkungen nach. Er war Versammlungsort, unter dem die Bauern 1525 den »Bundschuh« beschworen und den Bauernkrieg begannen. Mit dem Tod des Baums zerstritt sich die Gemeinschaft, die sich um ihn gebildet hatte, und zerfiel – so wie es lange vorher prophezeit worden war.
Aus dem harten Weißdornholz lassen sich Werkzeugstiele und Spazierstöcke fertigen. Die Früchte sind eine Delikatesse für Vögel und eignen sich zur Schweinemast. Geröstete Weißdornkerne ergaben früher einen Kaffeeersatz, das getrocknete Fruchtfleisch einen Mehlzusatz.

Weißdorn anders betrachtet

Der Weißdorn scheint Kräfte zu stauen, um sie dann impulsiv zu verströmen. Seine Äste wachsen nie eindeutig in eine Richtung strebend, sondern stark verwunden und verästelt. Die Astspitzen sind zu Dornen zusammengezogen, die mit ihrer Spitzigkeit gleichzeitig etwas Impulsives besitzen. Die überschäumende Blüte im Frühling verwandelt sich im Herbst zu trockenen, blutroten Früchten. Das rhythmische Zusammenziehen und Ausdehnen des Herzens lässt sich darin wiederfinden, das der Weißdorn unterstützt.

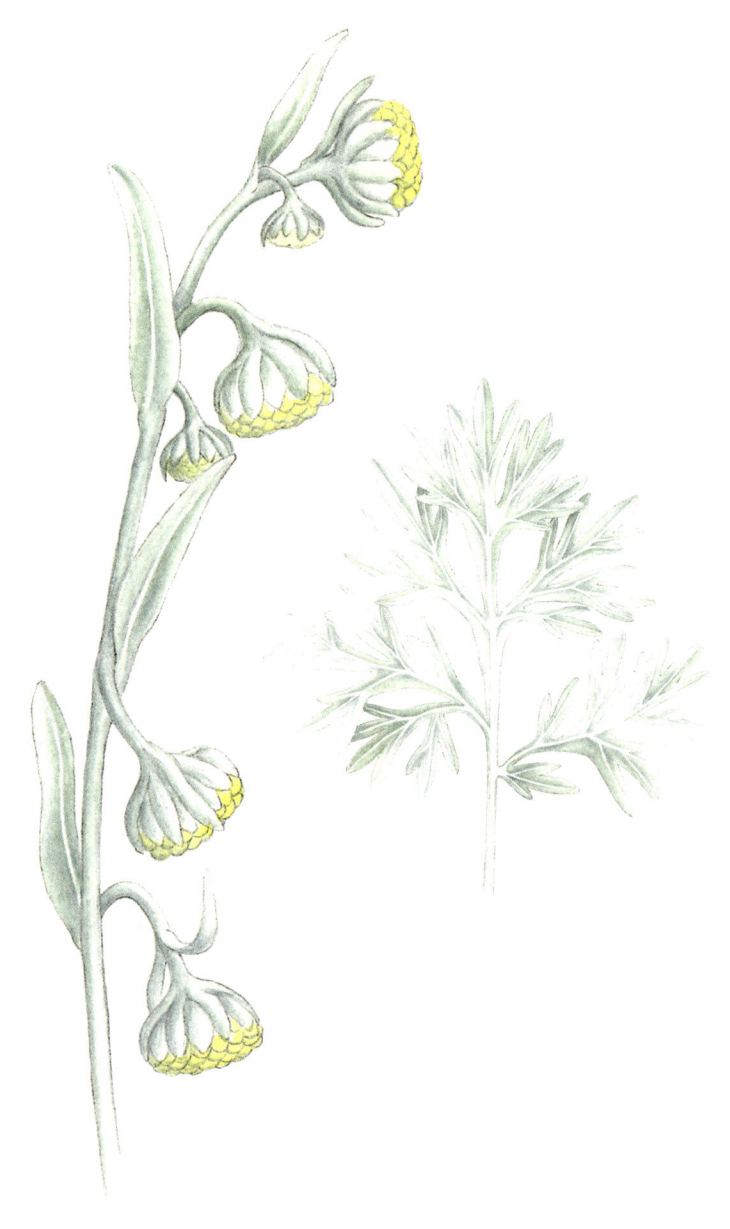

Wermut

Synonyme: Absinth, Ätsch, Alsem, Artenheil, Bitterer Beifuß, Eberreis, Elsenkraut, Elss, Eltz, Feldwermut, Grabekraut, Gottvergeß, Heilbitter, Hilligbitter, Magenkraut, Mottenstock, Wiegenkraut, Wolfzausert, Würmlekraut, Wurmtod
Wissenschaftlicher Name: Artemisia absinthium L.
Familie: Asteraceae (Korbblütengewächse)
Heimat: sommertrockene Gebiete rund um das Mittelmeer, Kleinasien und Nordafrika
Inhaltsstoffe: 0,15-0,4 % Bitterstoffe (Absinthin), 0,25-1,32 % ätherische Öle (Thujon, Thujol, Phellandren)

Beschreibung

Wie ein kleiner Wald kann er wirken, wenn er an seinen liebsten Standorten die volle Größe von mehr als zwei Metern erlangt. Der Wermut, der am besten auf kalk- und nährstoffreichen Böden, zum Beispiel in Weinbergen, an Felshängen, Straßenrändern, Bach- und Flussufern, wächst, bevorzugt sommertrockene Gebiete. Aus einem drei bis zehn Jahre alt werdenden Wurzelstock wachsen im Frühjahr mehrere Stängel, die reich mit seidig schimmernden, graufilzig behaarten und gefiederten Blättern umgeben sind, die aromatisch duften. Von Juli bis September entwickeln sich gelbe, unscheinbare, nach unten hängende Blütenköpfchen, die wieder aus mehreren Einzelblütchen zusammengesetzt sind – eine Besonderheit der Korbblütengewächse. Die für Bienen wohl unattraktiven Blüten bestäubt der Wind.

Verwendung

Wermut ist eine typische Bitterstoffpflanze. Der sprichwörtliche Wermutstropfen gehört zwar nicht zu den Wohlgenüssen, birgt in dieser Bitterkeit aber eine potente Heilkraft. Die Inhaltsstoffe des Wermuts regen vor allem die Verdauung an und helfen gegen Appetitlosigkeit. Anerkannt ist zudem die galleflussfördernde Wirkung, was wiederum einen positiven Einfluss auf die Fettverdauung hat. Die Volksheilkunde verwendet Wermut zusätzlich bei Magendruck, Völlegefühl oder Blähungen. Auch als frisches Gewürz macht Wermut fette Speisen bekömmlicher.

Wissenswertes

Die Herkunft des Wortes Wermut ist nicht eindeutig belegbar. Eine Verbindung lässt sich herstellen zwischen der altdeutschen Schreibweise *wermuota* oder *weonmuot* und den Wortteilen *werm* = warm sowie *uota* = Wurzel, also wärmende Wurzel. Die wissenschaftlichen Namen *Artemisia* und *absinthium* leiten sich von der römischen Göttin Artemis, der Schwester des Heilgottes Apollon, und dem griechischen Wort *absinthos* = ohne Vergnügen ab, welches sich auf die Bitterkeit des Wermuts beziehen könnte. Über den Zusammenhang zwischen Wermut und der jungfräulichen Göttin Artemis ist leider kaum etwas bekannt. Das griechische Wort *artemisia* bedeutet Unversehrtheit – ein deutlicher Hinweis auf die Keuschheit der Göttin, die als Herrin der wilden Tiere wie eine Mischung aus Amazone, Hexe und Schamanin agierte.

Die erste Erwähnung des Wermuts ist bei den Ägyptern im Papyrus Eber mit der Bezeichnung Saam um 1600 v. Chr. zu finden. In den folgenden Jahrhunderten ist oftmals nicht zu erkennen, ob wirklich der Wermut gemeint war. Hildegard von Bingen (1098-1179) zählte den Wermuda zu den wirkungsvollsten Heilpflanzen.

Der Wermut hatte seinen Platz nicht immer ausschließlich als Heilpflanze. Im alten Rom wurde dem Sieger eines Wagenrennens als Auszeichnung ein Gläschen Wermutschnaps kredenzt. Im 19. Jahrhundert war Absinth zu einem wahren Modegetränk geworden. Dieses alkoholische Getränk bestand unter anderem aus Wermut, Anis und Fenchel. Die Folgen des übermäßigen Konsums waren extrem: Neben Suchterscheinungen führte das im Wermut enthaltene fettlösliche ätherische Öl Thujon zu irreparablen Schäden des Nervensystems, zu Muskelkrämpfen oder Bewusstlosigkeit. Den Sehstörungen, die ebenfalls auf der Liste der Nebenwirkungen stehen, verdanken wir wiederum berühmte Kunstwerke des Expressionismus. Fehlfarben und schiefe Achsen in den Bildern sind nicht allein Ausdruck künstlerischer Phantasie, sondern geben wieder, wie die Künstler im Absinthrausch ihre Umgebung sahen.

Wermut anders betrachtet

Wermut gehört zu den Korbblütlern, die uns mit auffälligen, offenen Blüten beschenken, wie zum Beispiel Sonnenblumen, Gänseblümchen, Margeriten, Kornblumen, Arnika und viele andere mehr. Dagegen wirkt der Wermut wie ein grau sich zurückhaltendes Wesen, das seine Blütchen so unscheinbar gestaltet, dass selbst Bienen nicht den Weg zu ihnen finden. Ganz nach innen gekehrt, steht er relativ unstrukturiert, formlos da. Vielleicht etwas wie ein erschlaffter, antriebsschwacher Mensch, der seinen Körper nicht richtig durchdringt und deshalb zu Verdauungsstörungen neigt. Als

Heilpflanze wirkt Wermut mit seinen den Gallefluss und die Magensaftproduktion anregenden Bitterstoffen dieser Erschlaffung entgegen.

Zitronenmelisse

Synonyme: Bienenkraut, Frauenwohl, Herztrost, Melisse, Zitronenkraut
Wissenschaftlicher Name: Melissa officinalis L.
Familie: Lamiaceae (Lippenblütengewächse)
Heimat: östliches Mittelmeer
Inhaltsstoffe: ätherisches Melissenöl mit Citronellal, Citral und Caryophyllen; Labiaten-Gerbstoffe, Flavonoide

Beschreibung

Wer ein Kräuterbeet pflegt, reiht gerne die Melisse mit ein, die im Garten allerdings über seitliche Wurzelausläufer auch bald die anliegenden Flächen zuwächst, wenn man sie gewähren lässt. Die verästelte, bis zu 90 Zentimeter hoch wachsende Staude trägt dicht an dicht hellgrüne Blätter am vierkantigen Stängel, die in der Form an Pfefferminzblätter erinnern. In den oberen Blattachseln öffnen sich von Juli bis August kleine weiße, honigsüß duftende Blüten, die bei näherer Betrachtung die typische Form der Lippenblütler erkennen lassen. Der zitronige Duft der Melisse weht einem entgegen, wenn man über die Blätter streicht, allerdings lässt der intensive Duft nach, sobald die Staude zu blühen beginnt.

Verwendung

Melisse wirkt in erster Linie beruhigend. Ein Melissentee am Abend hilft nervösen Menschen beim Einschlafen. Ebenso beruhigt Melisse einen nervösen Magen und Darm, dazu kommt die krampflösende und entblähende Wirkung. Diese dreifache Wirkung hilft ebenfalls bei Gallenerkrankun-

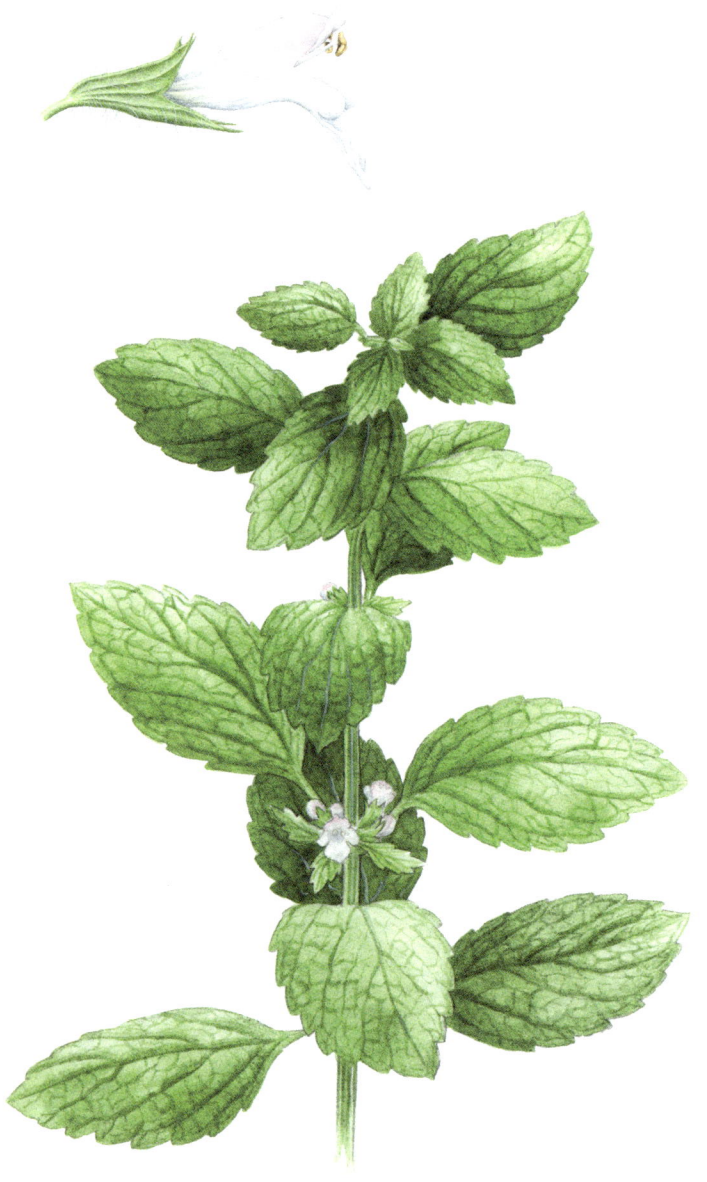

gen. Melisse unterstützt in Kombination mit anderen Heilpflanzen zudem die Herz-Kreislauf-Funktion bei nervöser Belastung. Auf den Labiaten-Gerbstoff-Gehalt der Melisse ist wahrscheinlich ihr antiviraler Effekt zurückführbar, zum Beispiel gegen Herpesviren.

Wissenswertes
Der Name Melisse leitet sich vom griechischen *melissa* = Honigbiene ab und beschreibt trefflich unsere Pflanze als Bienenfreund. Früher pflanzten die Imker gerne Melissen vor die Bienenstöcke und reinigten den Stock mit Melissenöl.
Bereits in der Antike war die Heilwirkung der Melisse bekannt. Allerdings waren auch Irrtümer unter den Indikationen zu finden, wie zum Beispiel ihr Einsatz gegen Skorpionbisse. Richtig lag hingegen Dioskurides (1. Jahrhundert) mit seiner Empfehlung, die Melisse bei Klistieren gegen Darmstörungen einzusetzen. Der persische Arzt Avicenna (980-1037) erkannte die stimmungsaufhellende Kraft der Melisse, während Hildegard von Bingen (1098-1179) auf die Herzwirksamkeit hinwies: »Dies Mittel macht das Herz fröhlich.«
Die Karmelitinnen der französischen Abtei St. Juste setzten unsere Heilpflanze ihrem Melissen- oder Karmelitergeist zu, den sie unter dem Namen »Eau de Carnes« für Karl V. von Frankreich (1338-1380) als Mittel gegen drohende Erkältungen und Magen-Darm-Probleme herstellten.
Eine gedächtnisfördernde Wirkung beschrieb der englische Autor, Architekt und Gartenbauer John Evelyn (1620-1706), woraufhin am Rhein und Main das Geschäft mit dem Melissengeist auf der Grundlage geheimer Rezepturen florierte.

Melissenblätter duften am intensivsten, wenn sie frisch sind. Nach dem Trocknen verfliegt ihr zitroniges Aroma innerhalb weniger Monate. Es lohnt sich deshalb, für eine Melissenstaude ein nicht allzu sonniges Plätzchen im Garten oder auf dem Balkon zu reservieren. Denn die Blätter ergeben nicht nur einen heilsamen Tee, sondern schmecken erfrischend in Salaten und Süßspeisen. Der stark flüchtige Duft lässt sich schwer einfangen, sodass ätherisches Melissenöl überaus teuer ist. Als Melissenöl gehandeltes ätherisches Öl ist deshalb meistens aus dem ähnlich duftenden indischen Zitronengras (Cymbopogon flexuosus) gewonnen und heißt dann korrekterweise Indisches Melissenöl.

Zitronenmelisse anders betrachtet
Der Blattbereich einer Pflanze verbindet ihre beiden Pole Wurzel und Blüte. Ist das Blatt einer Pflanze in besonderer Art betont, zum Beispiel durch einen intensiven Duft wie bei der Melisse, hat es einen starken, harmonisierenden Bezug zu den Rhythmen des Menschen. Rhythmen, wie man sie im Herz-Kreislauf-System findet, das zwischen den verschiedenen polar zueinander stehenden Funktionsabläufen im Menschen, wie zum Beispiel Verdauung und Sinnestätigkeit, vermittelt. Die Melisse mit ihren starken, intensiv duftenden Blättern ist Meisterin in diesem Vermitteln und Ausgleichen. Zum Beispiel wenn zu starke Sinnestätigkeit zu Anspannung und Nervosität führt oder so viele Kräfte von der Verdauung abzieht, dass diese gestört ist. Ihr sanftes Wesen mit den rundlichen Blättern und dem angenehmen Duft macht sie zu einer langsam wirkenden Heilpflanze, die auf sanfte Weise beruhigt und entspannt.

Register

Achillea millefolium ... 163
Ackerschachtelhalm ... 11
Aesculus hippocastanum ... 145
Alcea rosea ... 183
Angelica archangelica ... 53
Arctium lappa ... 101
Arnica montana ... 17
Arnika ... 17
Artemisia absinthium ... 213
Arznei-Baldrian ... 21
Arznei-Engelwurz ... 53
Atropa bella-donna ... 187
Baldrian
   Arznei- ... 21
Beinwell
   Echter ... 25
Betula pendula ... 29
Birke
   Hänge- ... 29
Blutwurz ... 35
Borago officinalis ... 39
Borretsch ... 39
Brassica nigra ... 173
Brennnessel
   Kleine ... 43
Calendula officinalis ... 135
Carum carvi ... 105
Chelidonium majus ... 169
Cichorium intybus ... 203
Crataegus laevigata ... 207
Crataegus monogyna ... 207
Daucus carota ... 123

Echte Kamille ... 97
Echter Beinwell ... 25
Echter Lavendel ... 113
Echtes Johanniskraut ... 91
Eiche
   Stiel- ... 49
Engelwurz
   Arznei- ... 53
Enzian
   Gelber ... 59
Equisetum arvense ... 11
Europäische Lärche ... 109
Fichte
   Gewöhnliche ... 63
Fragaria vesca ... 197
Garten-Ringelblume ... 135
Garten-Rosmarin ... 141
Gelber Enzian ... 59
Gentiana lutea ... 59
Germer
   Weißer ... 67
Gewöhnliche Fichte ... 63
Gewöhnliche Goldrute ... 71
Gewöhnliche Rosskastanie ... 145
Goldrute
   Gewöhnliche ... 71
Große Klette ... 101
Hängebirke ... 29
Heide-Wacholder ... 191
Himbeere ... 75
Hippophae rhamnoides ... 153

Holunder
  Schwarzer ... 79
Hopfen ... 85
Humulus lupulus ... 85
Hypericum perforatum ... 91
Johanniskraut
  Echtes ... 91
Juniperus communis ... 191
Kamille
  Echte ... 97
Kleine Brennnessel ... 43
Klette
  Große ... 101
Kümmel
  Wiesen- ... 105
Lärche
  Europäische ... 109
Larix decidua ... 109
Lavandula angustifolia ... 113
Lavendel
  Echter ... 113
Löwenzahn
  Wiesen- ... 117
Matricaria chamomilla ... 97
Melissa officinalis ... 217
Mentha piperita ... 131
Möhre ... 123
Oxalis acetosella ... 159
Pestwurz
  Rote ... 127
Petasites hybridus ... 127
Pfefferminze ... 131
Picea abies ... 63
Potentilla erecta ... 35
Quercus robur ... 49

Ringelblume
  Garten- ... 135
Rosmarin
  Garten- ... 141
Rosmarinus officinalis ... 141
Rosskastanie
  Gewöhnliche ... 145
Rote Pestwurz ... 127
Rotklee
  Wiesen- ... 149
Rubus idaeus ... 75
Sambucus nigra ... 79
Sanddorn ... 153
Sauerklee
  Wald- ... 159
Schachtelhalm
  Acker- ... 11
Schafgarbe
  Wiesen- ... 163
Schöllkraut ... 169
Schwarzer Holunder ... 79
Schwarzer Senf ... 173
Senf
  Schwarzer ... 173
Solidago virgaurea ... 71
Stiefmütterchen
  Wildes ... 179
Stieleiche ... 49
Stockrose ... 183
Symphytum officinale ... 25
Taraxacum officinale ... 117
Tollkirsche ... 187
Trifolium pratense ... 149
Urtica urens ... 43
Valeriana officinalis ... 21

Veratrum album ... 67
Viola tricolor ... 179
Wacholder
  Heide- ... 191
Walderdbeere ... 197
Waldsauerklee ... 159
Wegwarte ... 203
Weißdorn ... 207

Weißer Germer ... 67
Wermut ... 213
Wiesen-Kümmel ... 105
Wiesen-Löwenzahn ... 117
Wiesen-Rotklee ... 149
Wiesen-Schafgarbe ... 163
Wildes Stiefmütterchen ... 179
Zitronenmelisse ... 217